协和专家+协和妈妈圈

干货分享

母乳喂养

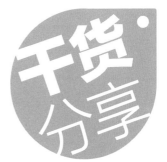

主　编　马良坤 ｜ 北京协和医院妇产科主任医师、教授
北京市孕期营养项目负责人

副主编　李　蕊 ｜ 北京协和医院产科护士长、副主任护师
赵海霞 ｜ 高级育婴师指导师

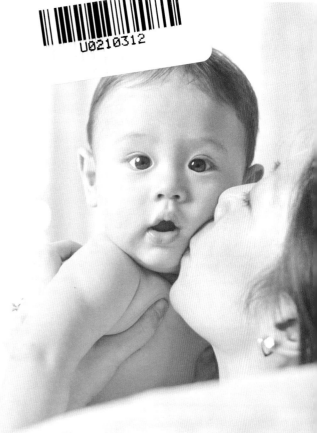

中国轻工业出版社

图书在版编目（CIP）数据

协和专家＋协和妈妈圈干货分享.母乳喂养／马良坤
主编．—北京：中国轻工业出版社，2019.1
ISBN 978-7-5184-2165-7

Ⅰ．①协…　Ⅱ．①马…　Ⅲ．①母乳喂养－基本知识
Ⅳ．① R715.3　② R174

中国版本图书馆CIP数据核字（2018）第240591号

责任编辑：付　佳　王芙洁　　　　责任终审：张乃柬　　整体设计：悦然文化
策划编辑：翟　燕　付　佳　王芙洁　责任校对：李　靖　　责任监印：张京华

出版发行：中国轻工业出版社（北京东长安街6号，邮编：100740）
印　　刷：北京博海升彩色印刷有限公司
经　　销：各地新华书店
版　　次：2019年1月第1版第1次印刷
开　　本：720×1000　1/16　印张：13
字　　数：250千字
书　　号：ISBN 978-7-5184-2165-7　定价：48.00元
邮购电话：010-65241695
发行电话：010-85119835　传真：85113293
网　　址：http://www.chlip.com.cn
Email：club@chlip.com.cn
如发现图书残缺请与我社邮购联系调换
171349S3X101ZBW

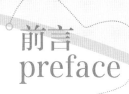

　　我在北京协和医院妇产科门诊工作 20 多年了，加上二宝的出生、哺喂，深知母乳喂养的不易。庆幸的是，母乳喂养的好处已被更多妈妈了解，加上配方奶频出安全问题，越来越多的妈妈选择母乳喂养。这是非常好的现象，但是妈妈们在母乳喂养过程中会遇到很多问题和难题，让母乳喂养的道路变得特别艰辛。

　　很多妈妈在喂奶过程中，总会听到这样的话："奶还没来，给宝宝吃奶粉吧""喂了几个月，奶没营养了，给宝宝断奶吧""亲戚家的宝宝几个月就断奶了，我们也断了吧"……由于母乳喂养知识和经验的不足，以及受一些认知误区的误导，最终导致母乳不足或母乳喂养失败。

　　繁忙的工作之余，我不断深入学习母乳喂养方面的知识，帮助来门诊的一些新妈妈排除母乳喂养道路上的困难。为了方便更多新妈妈系统了解母乳喂养的知识，我邀请了妇产科护士长、月嫂培训师和两位"过来人"，共同分享母乳喂养的知识，就有了这本书的雏形。

　　本书从怀孕开始，教你通过乳房护理和饮食调节来打造"发奶"体质，还对新妈妈最关注的开奶、催乳、追奶、背奶、断奶等焦点问题，给出专业、科学、实用的解决方法，并对剖宫产妈妈、乙肝妈妈、生病妈妈以及双胞胎、早产儿等特殊的母乳喂养给予格外的照顾和指导，尽力让每一位宝宝都能吃到甘甜的乳汁。

　　希望新妈妈读了这本书，能从纷繁复杂的网络信息、七大姑八大姨的喂养主张中走出来，在母乳喂养的过程中不矛盾、不纠结，走出一条适合自己和宝宝的母乳喂养之路。

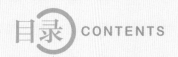

目录 CONTENTS

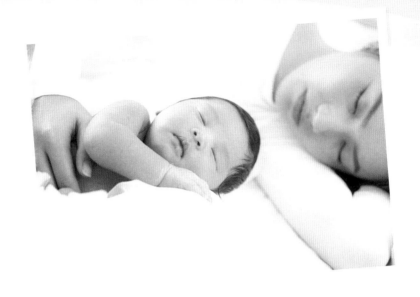

催奶 （产后4天~3个月）

乳腺通畅，奶如泉涌

Part 3

追奶 （产后4个月~6个月）

积极应对乳汁减少，保证母乳供应

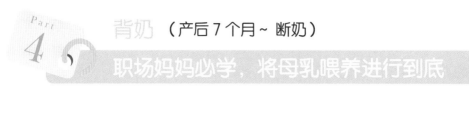

Part 4

背奶 （产后7个月～断奶）

职场妈妈必学，将母乳喂养进行到底

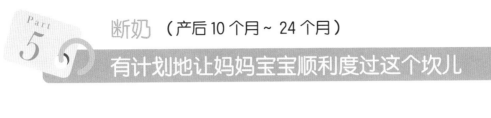

Part 5 断奶 （产后10个月～24个月）

有计划地让妈妈宝宝顺利度过这个坎儿

Part 6

夜奶
宝宝睡得香、妈妈不缺觉的夜奶妙招

Part 7

哺乳期常见问题

有效应对，确保宝宝口粮

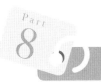

Part 8

产后恢复

养护乳房、子宫、骨盆，重塑最初的美好

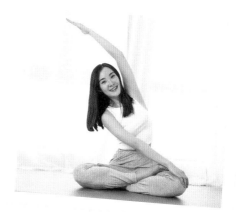

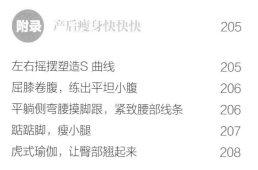

北京协和医院妇产科专家
和"协和妈妈"精彩亮相

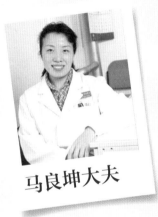

马良坤大夫

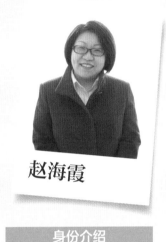

李 蕊

赵海霞

身份介绍	身份介绍	身份介绍
43岁高龄生下二胎，北京协和医院妇产科主任医师、教授。	北京协和医院产科护士长、副主任护师。	高级育婴师指导师。

本书邀请理由	本书邀请理由	本书邀请理由
我在北京协和医院从事孕产工作多年，经常会遇到一些产妇咨询各种各样的母乳喂养问题，但由于看诊时间有限，我只能挑一些重点来说。为了解决更多新妈妈母乳喂养的困扰，我参与到本书的编写中，讲述母乳喂养过程中的小细节，希望能帮各位新妈妈成功实现母乳喂养。	我在北京协和医院产科任护士长，看到有的妈妈缺乏基本的喂哺知识，有的妈妈患了病不及时医治拖到不能喂奶的时候才就医，痛心疾首。我希望在这里分享点儿实用、靠谱的母乳喂养知识，让每个宝宝都吃上妈妈的奶，吃得饱、长得好。	我毕业于河南医科大学临床妇幼专业，从事母婴护理师、育婴师及催乳师培训工作十余年，积累了很多母乳喂养的宝贵经验，但看到那些新手爸妈犯的一些错很是着急，所以我积极参与到本书的编写中，希望能让更多的新手爸妈避免错误，少走弯路。

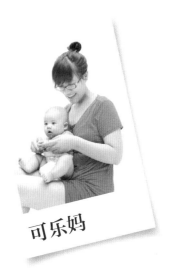

可乐妈

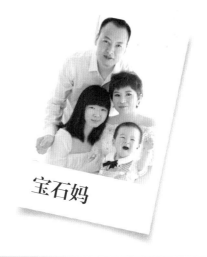

宝石妈

身份介绍	**身份介绍**

85 后职场妈妈，事业单位行政部门员工。

70 后高龄二孩妈，公共营养师。

本书邀请理由	**本书邀请理由**

第一次在超声屏幕上看见自己的人形宝宝、看见他的小手小脚，那种油然而生的幸福感每每想起历历在目。转眼间宝宝一岁多了，作为在哺乳战线上摸爬滚打的职场妈妈，从备孕、产检到生产、哺乳，你即将遇到的问题可能是我已经解决的问题，为了帮新妈妈解决母乳喂养方面的问题，我愿意将经验分享给大家。

大宝已经大了，做好了她的工作，就开始准备要二宝。二宝出生后，母乳喂养到两岁多，健康又活泼。每天下班，他都会到家门口跟我抱抱，特别暖心。我用自己的经历给大家鼓劲儿，在整个母乳喂养过程中遇到的问题也会全盘跟大家分享解决之道，希望大家都能为了宝宝的口粮，将母乳喂养坚持到底。

C母乳喂养，
从孕前就要开始准备

孕前 3 个月做一次乳房全面检查很有必要

检查乳房的时间最好安排在月经结束后的 3 ～ 7 天。因为随着月经的结束，乳房的充血渐缓，此时的乳房比较柔软，如果有硬结很容易被摸到。这段时间激素对乳腺的影响较小，如果有病变比较容易发现。触摸自检的方法：

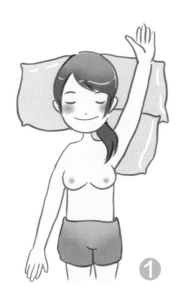

平躺在床上，裸着上身，高举左臂，左肩下垫一个小枕头，这样左侧的乳房就变得平坦了。

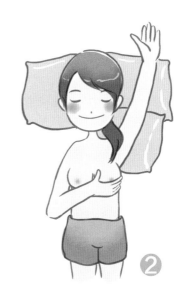

用右手食指、中指、无名指的指腹，仔细缓慢地触摸左侧乳房，按照顺时针方向从乳房外围逐渐移动检查至乳头，检查是否有硬块、肿胀、压痛感。

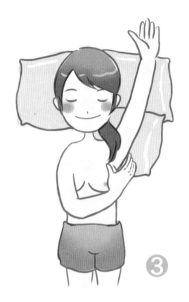

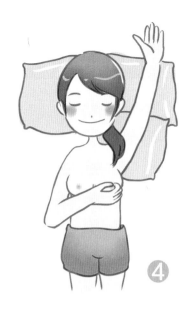

检查腋下淋巴是否有肿大。

用拇指和食指轻捏乳头，看看是否有液体排出。然后用同样方法自检右侧乳房。

欢喜迎接孕期乳房的正常变化

怀孕初期

乳房会增大一些，并且变得坚实和沉重，有一种饱满和刺痛感。乳头周围深褐色的乳晕上会有一些特别的小颗粒。孕早期，乳房会有疼痛感，因为受孕激素水平的影响，腺体在增长，乳房一点点发生变化。但有的人乳房一点儿变化都没有，也属正常，不影响将来的哺乳。

怀孕中期

怀孕晚期

乳房胀大以及外观变化更加明显。大多数孕妈妈会分泌出一些液体。

乳房继续增大，表皮的纹理更加清晰，乳晕颜色加深，妊娠纹也可能会出现。雌激素水平上升，乳头敏感度也会增加。乳头及乳晕周围会有一层厚厚的油脂积累，此油脂状分泌物能保护乳头，并为哺乳做准备。不必清洗太早，分娩前局部清洗即可。正确的清洗方法是热敷（40℃温水）、油浸、按揉、清洗。

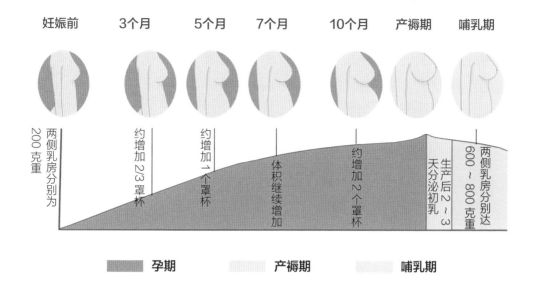

| 妊娠前 | 3个月 | 5个月 | 7个月 | 10个月 | 产褥期 | 哺乳期 |

两侧乳房分别为200克重

约增加2/3罩杯

约增加1个罩杯

体积继续增加

约增加2个罩杯

生产后2~3天分泌初乳

两侧乳房分别达600~800克重

孕期　　产褥期　　哺乳期

○ **马大夫贴心话**

这两种情况不要惊慌

　　有的孕妈妈会发现乳房下方疼痛、有血色分泌物，这是孕期的正常现象，不要惊慌。还有的孕妈妈会发现胸部血管很明显，一条一条蓝色的，这些都是浅表静脉，说明血液供应丰富，乳房在二次发育，为产后哺乳打基础。

孕期打造"奶牛"体质的 3 招饮食法

饮食均衡，可以每天吃1个鸡蛋，喝300毫升牛奶，对以后下奶十分有益

拒绝高糖、高盐、高脂食物，这只会让孕妈妈体重增加过快

乳汁的分泌是身体共同作用的结果，别过于依赖发奶食物，如猪蹄、母鸡等，而应合理饮食，保持愉快心情和充足睡眠

孕期乳房的保健方法

及时更换大尺寸胸罩

尺寸合适的胸罩能保护乳房健康，买小了会限制乳腺组织的正常发育，影响今后的哺乳。可以先用卷尺量胸部下面即下胸围绕一圈，得出其尺寸。对于罩杯的大小，应该是用卷尺量胸部最高点处，绕身体一圈的大小，一定要保持卷尺的水平并且贴近身体。罩杯的大小能完全贴合胸部，没有多余的脂肪漏出则说明罩杯合适。而下胸围大小合适的标准则是完全贴近皮肤，不会过紧或过松。最后，买胸罩一定要试穿一下，这是保证找到适合自己胸形的最好方法，千万不要忽略了这个步骤。

不要随意刺激乳头

即便有性生活，也不要刺激乳头。刺激乳头会导致宫缩，一般的宫缩会使胎儿在子宫里面不舒服、缺氧，严重的可能会导致流产或早产。

整个孕期需更换 2～3 次胸罩尺码

孕期更换胸罩也不能一味图大，尺寸过大根本起不到支撑乳房、保护腺体的作用。每当你感到胸罩小了，就要再次更换一个合适的，以减少重力对于乳房韧带的牵拉。特别是当你做一些孕期运动的时候，如孕妇操、游泳、散步等，选择大小合适的胸罩就更有必要了。

用温水清洗乳房

清洁乳房时，使用温水擦洗，并将乳晕和乳头的皮肤褶皱处一并擦洗干净。不可用手硬抠乳头上面的结痂，可在乳头上涂抹植物油，待上面的硬痂或积垢变软溶解后再用温水冲洗干净。拿一条柔软干净的毛巾拭干，之后在乳晕和乳头上涂些润肤乳，避免干燥皲裂。千万不要用香皂、酒精等清洁乳房，这些清洁用品不利于乳房的保健以及随后的母乳喂养。

开奶

产后 1~3 天

尽早开奶，
避免"石头奶"

不想乳房胀得像石头，
就早早开奶

及早开奶，宝宝是最好的"开奶师"

乳汁的分泌是包括三个部分的生理过程。

一是乳汁的生成

女性分娩后，脑垂体前叶就开始分泌一种叫泌乳素（又叫催乳素）的激素，它可刺激乳腺合成脂肪、乳糖和蛋白质，生成乳汁。

二是乳汁的分泌

乳腺细胞在泌乳素的刺激下制造乳汁后，分泌到乳腺泡内。

三是乳汁的溢出

宝宝的吸吮刺激使妈妈的脑垂体后叶释放催产素，催产素随血液到达乳房，刺激乳汁喷射。每次婴儿吸吮乳头时，信号经大脑转达到脑垂体。婴儿开始吸吮30～90秒后，乳腺管压力增高，使得乳汁溢出。

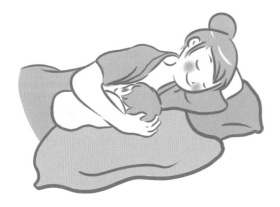

　　开奶就是给宝宝的第一次喂奶，无论是顺产、侧切还是剖宫产，产后30分钟是给宝宝喂奶的黄金时段。开奶越早，妈妈的乳房越不易胀痛，而开奶太晚，乳汁积聚在乳房里没有及时被吸出来，会导致乳汁淤积，乳房胀痛难忍，甚至会诱发急性乳腺炎。

有的妈妈会说自己的乳房还没胀呢，甚至还没奶呢，怎么喂？答案是：没奶也要喂，有利于促进乳汁的分泌。

尽早让宝宝吸吮的好处

宝宝出生后吸吮欲望最强烈，尽早喂奶能使宝宝很快学会吃奶

母乳中的低聚糖可帮助宝宝建立正常的肠道菌群和免疫系统

促进子宫收缩，帮助恢复

尽早建立催乳和排乳反射，促进乳汁分泌

马大夫贴心话

不要浪费珍贵的初乳

孕晚期及产后 5 ~ 7 天内分泌的乳汁是初乳，初乳的量比较少，一般颜色偏黄，对于宝宝健康非常重要。初乳中的免疫球蛋白能保护宝宝免受细菌和病毒的感染，因此一定要喂给宝宝吃，不要挤掉。

母婴同室，尽快建立泌乳反射

产后如果妈妈和宝宝都没有异常情况，建议母婴同室，使妈妈及早建立泌乳、排乳的反射，这种反射建立越早越有利于下奶。同时，母婴同室还能加强亲子依附关系、增加母子感情，也能够提升母亲母乳喂养的信心。

宝石妈经验谈

乳头保护罩能保护乳房

宝石出生后3天，我开始涨奶，基本需要40分钟喂一次奶，特别疼，用了乳头保护罩，还挺好用的，宝石吸的时候还是有点疼，但不直接接触乳头，明显感觉好多了。纯母乳喂养是个持久战，保护好"粮仓"很重要！

正确的吸吮动作

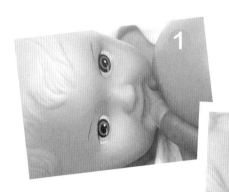

1

哺乳时妈妈用乳头轻触宝宝上唇，诱导宝宝含住乳头。

2

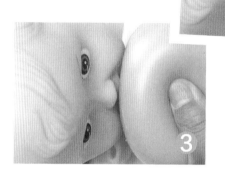

3

哺乳时妈妈乳头应深入宝宝的口中。

宝宝应将乳头及大部分乳晕含在口中。

新生儿头几天食量很小，别担心会饿着

天数	奶量（毫升）	
第1天	5~7	相当于豌豆大小
第2天	10~13	相当于葡萄大小
第3天	22~27	相当于红枣大小
第4天	36~46	相当于乒乓球大小
第5天	43~57	相当于鸡蛋大小

初乳，妈妈给宝宝的"液体黄金"

孕晚期及产后 5 ~ 7 天内分泌的乳汁称为"初乳"。初乳的主要特征是：颜色为黄白色，这是由于初乳中富含维生素 A；较稠，这是因为含有较多的蛋白质。初乳是新生儿来到这个世界上的第一口食物，也是妈妈给宝宝最好、最珍贵的礼物。

初乳能提高宝宝的免疫力

研究发现，初乳中的蛋白质含量要比成熟母乳高出 5 倍之多，而且更容易被宝宝吸收。此外，初乳中的维生素也比成熟母乳高出很多，特别是维生素 A、维生素 C 的含量要比成熟母乳高出 10 倍，而 B 族维生素、维生素 D 的含量也很丰富。

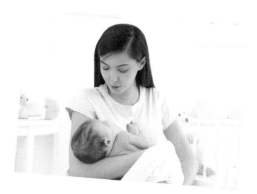

初乳中还含有许多成熟母乳中不包含的珍贵营养成分和抗体，能够有效增强宝宝呼吸道和胃肠道的抵抗力，其中的乳铁蛋白等多种蛋白都可以直接或间接地杀灭细菌。

初乳呈稀水状，需要挤掉吗

初乳一般来说质地较为浓稠，颜色呈微黄色。但也有些新妈妈的初乳会很稀薄，甚至和水一样，民间有观念认为这种乳汁不洁，很多长辈都会要求妈妈将其挤出扔掉。

科学研究表明，初乳之所以会存在外观上的差异，主要是因为新妈妈体内含水量不同。不管外观如何，初乳都含有成熟母乳中没有的珍贵营养成分，因此，就算是比较稀薄的初乳也不应舍弃，而是应该在分娩后尽快让宝宝吸吮乳头，让每一滴初乳都被宝宝吸进肚子里。

母婴隔离时，宝宝需要吃初乳吗

若婴儿在出生后由于早产、疾病或其他一些原因需要与妈妈分开，不能在第一时间吃到母乳，那也不要紧，新妈妈可以尽早把初乳挤出，用干净的容器储存起来。如果医院允许，妈妈可以把挤出来的初乳交给护士，拿给宝宝喝。

如果宝宝暂时不能吃初乳，妈妈可以将挤出的初乳放到冰箱储存起来，如果宝宝短期内能喝，放在冰箱里冷藏；如果宝宝短期内不能喝，放在冰箱冷冻室里储存。等到宝宝可以吃母乳的时候，再把初乳复温之后喂给宝宝吃。

在此期间，妈妈要按时挤奶，热敷乳房，避免乳汁淤积造成涨奶，引起乳房胀痛。

宝宝自带三天干粮，没奶也不用急着喂糖水、奶粉

新生儿是伴着水、脂肪和葡萄糖存储而诞生的，最初几天，少量的初乳完全能满足需求，并不需要额外添加任何饮料和代乳品。如果添加，只会给母乳喂养造成不良的影响。

喂奶前，如给宝宝喂水、喂糖水或其他代乳品等，宝宝有了满足感，就会减少对母乳的需求，也就不能有力地吸吮乳头，从而减少对乳房的吸吮刺激，使妈妈泌乳减少，导致乳量不足，不利于母乳喂养和宝宝的健康发育。

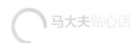 马大夫贴心话

剖宫产儿应尽可能早地给予母乳

剖宫产对母乳喂养是有一定影响的，因为剖宫产妈妈不能及时实施第一次拥抱以及早开奶。不过，尽管剖宫产使分娩和新生儿保健变得复杂，但是不影响母乳生成。根据世界卫生组织及联合国儿童基金会发布的相关资料显示，剖宫产后常用的抗生素等药物不影响母乳喂养。手术后一旦恢复知觉，妈妈就可以与宝宝皮肤接触，开始哺乳。需要提醒的是，剖宫产妈妈抱宝宝和交换对侧哺乳需要更多的帮助。最初几天，妈妈伤口疼痛，躺着喂奶会比较方便。

开奶前别喝下奶汤

产后只要让宝宝尽早吸吮乳房，就会让乳腺管通畅，而乳腺管通畅了也就下奶了。有些妈妈经过宝宝吸吮就会下奶，有些妈妈会出现肿胀、发热等，这时就要通乳了，一定要遵医嘱。

如果在妈妈没有下奶之前，乳腺管还没有彻底通畅就喝下奶汤，会导致乳汁生产过多但排不出来，造成乳腺管堵塞，出现乳房胀痛。所以没下奶之前，千万不要喝下奶汤。

喝下奶汤前问这 3 个问题

很多妈妈一感觉母乳不够就会大量喝下奶汤，但她们忽略了 3 个问题：

① 奶水真的不够吗？② 为什么奶水不够？③什么时候可以喝汤，喝多少合适？

宝宝出生后的一周内分泌的是初乳，初乳不是乳白色的，而是透明偏黄色的，这时有的老人就会断定新妈妈奶质不佳而让她们大量喝下奶汤。其实这是错误的！

初乳的量很少，别盲目喝下奶汤

实际上，初乳的量是很少的，一天的产量在 15 ～ 45 毫升都属于正常范围，这时宝宝的胃也只有一颗豌豆大小，同初乳的分泌量是相匹配的，以为分泌奶量不多，担心宝宝不够吃而喝下奶汤，是没有必要的。另外，对于初为人母的新妈妈来说，很有可能出现乳腺管不通的情况。如果在没有明确乳腺管畅通的前提下就盲目下奶，很有可能加剧乳腺管堵塞，最终造成乳腺发炎，影响哺乳，并给妈妈带来巨大的痛苦。

多喝点蔬菜汤

身体健壮、营养好、初乳分泌量正常的新妈妈，也可以不喝或少喝传统的下奶汤，只要合理搭配饮食，多摄入水分即可。比如，可以多喝蔬菜汤、红豆汤等，没必要过分摄入荤汤，造成乳房过度充盈而引起不适。

一定要重点看

开奶按摩，
顺利完成第一次吸吮

做好这些准备工作

1 环境准备。室温保持在26～28℃，湿度控制在50%～60%，将椅子准备好。

2 物品准备。准备数块消毒纱布、持物钳、香油纱布或处理过的香油、点穴棒、乳房刷、按摩油、毛巾等。

3 新妈妈要放松心情，取舒适的体位，如坐在椅子上或半躺位等。

开奶按摩一步步跟着学

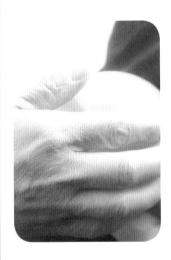

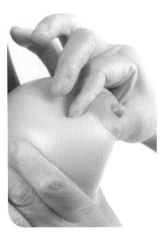

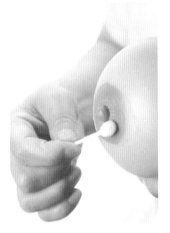

1 触诊检查：通过对乳房望、触诊，评估乳房情况。

2 尝试挤奶：了解乳腺管是否通畅以及泌乳情况。

3 软化乳头：用清洁的香油纱布覆盖乳头，或用清洁棉签蘸取香油外涂乳头。

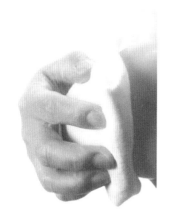

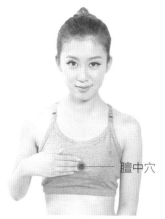

膻中穴

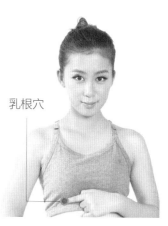

乳根穴

4 **清洁乳头**：取清洁纱布，覆盖在覆着香油纱布的乳头上，用手轻轻按摩，刺激乳晕平滑肌收缩，边牵拉边轻轻旋转清洁乳头，这时会有一些乳腺管内的分泌物在牵拉后被排出。

5 **按揉膻中穴**：位于胸部两乳头连线的中点，平第四肋间处。除拇指外四指并拢，用指腹轻轻按揉膻中穴1~3分钟。

6 **按压乳根穴**：乳头直下，乳房的根部即乳根穴。用拇指指腹着力按压乳根穴，每天早晚各按压3~5分钟。

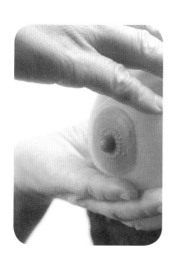

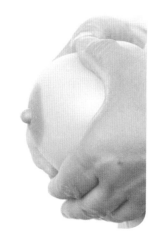

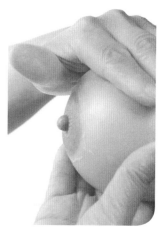

7 **螺旋形按摩**：从乳房的基底部开始，向乳头方向以螺旋状按摩整个乳房。

8 **按压按摩**：双手拇指放在乳房上，四指在乳房两侧，然后由基底部向乳头方向挤压。

9 **环形按摩**：用双手的手掌托住乳房的上下方，由基底部向乳头来回环形方向按摩。

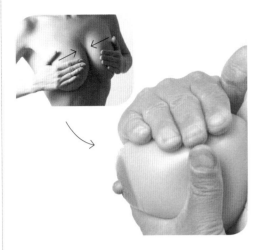

10 **乳房底部按摩：** 将新妈妈的乳房往中间推，尽量让两个乳房靠近，这样能使乳房基底部比平时更多地活动起来。将大拇指放在腋下，剩下的手指在乳房底下横着托住，然后将两个胳膊肘向内收紧，使胸部挺起来。然后用两只手把乳房包住，像揉面团似的，顺着手指方向揉动乳房。这有利于宝宝更容易吸吮乳汁。

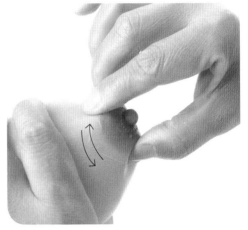

11 **旋转按摩乳头：** 用拇、食、中三指垂直夹起乳头，一边压迫着尽量让手指收紧，一边变化位置旋转按摩。需要注意，乳晕部的乳窦比较硬，按摩的时间要长一点，才能使乳晕、乳窦变得柔软。

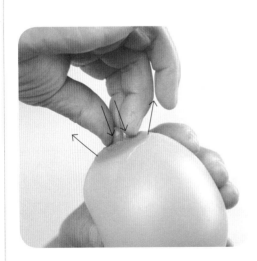

12 **纵向按摩乳头：** 用拇指、食指、中指的指腹顺乳腺管走行方向来回按摩乳头。这能通畅乳腺管。

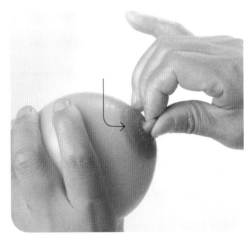

13 **牵拉按摩乳头：** 用拇指、食指、中指从乳晕部分向乳头方向挤压，挤压时新妈妈可把按摩的三指想象成宝宝的小嘴，能促进泌乳反射。

剖宫产妈妈成功哺乳全攻略

别怀疑，剖宫产妈妈也有奶

剖宫产妈妈乳汁分泌不及自然分娩的妈妈快，这的确是事实。因为母体没有经历自然分娩的过程，体内的泌乳素一时达不到迅速催乳的程度。但是下奶晚并不代表没有奶，剖宫产新妈妈手术后刀口会有疼痛感，可能不能及时哺乳，不能及时刺激母体分泌乳汁，但不会影响最终的母乳量。

所以，剖宫产新妈妈更要让宝宝频繁吸吮，这是加快乳汁产出的最有效的办法。最好等到妈妈清醒后就让宝宝吸吮乳房。现在很多剖宫产手术都是局部麻醉，妈妈自始至终都是清醒的，所以完全可以跟顺产新妈妈一样，在手术后半小时就让宝宝吃母乳了。

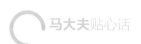 马大夫贴心话

剖宫产手术时的麻药不会影响喂奶

剖宫产时使用的一般是硬膜外麻醉，麻醉药剂量不会对奶水造成影响，即便产后半小时内就开始喂奶也不会对宝宝造成任何危害。

剖宫产后正确的哺乳姿势

剖宫产后，起初很难像顺产妈妈一样采取横抱式的哺乳姿势，同时也很难采取标准的侧卧位，因此，对于剖宫产新妈妈来说，学会正确的哺乳姿势才有利于身体恢复，也有助于宝宝吸吮。下面 3 种哺喂姿势就非常适合剖宫产新妈妈。

平卧式哺乳

术后6小时内妈妈会采取去枕平卧位，可采取平卧式哺乳方法。妈妈平躺在床上，在其左侧或右侧腋下垫一个5~8厘米高的枕头或软垫，露出同侧的乳房。然后将宝宝面朝乳房侧卧于枕头上。妈妈的手臂扶着宝宝的背或在宝宝背后垫个小枕支撑其背部，另一侧手托住乳房，其他家人帮助宝宝衔接。

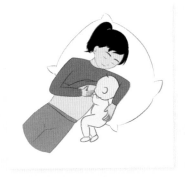

床上坐位哺乳

新妈妈背靠床头坐或取半坐卧位，家人帮助新妈妈将后背垫靠舒服，将枕头或棉被叠放在身体一侧，其高度约在乳房下方，新妈妈可根据个人情况自行调节。将宝宝的臀部放在垫高的枕头或棉被上，腿朝向新妈妈身后，新妈妈用胳膊抱住宝宝，使他的胸部紧贴新妈妈的胸部。新妈妈用另一只手以"C"字形托住乳房，让宝宝含住乳头和大部分乳晕。

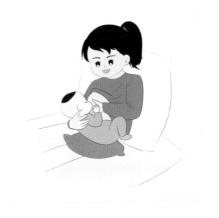

床下坐位哺乳

新妈妈坐在床边的椅子上，尽量坐舒服，身体靠近床沿，并与床沿成一夹角，把宝宝放在床上，用枕头或棉被把他垫到适当的高度，使他的嘴能刚好含住乳头。妈妈环抱住宝宝，用另一只手以"C"字形托住乳房给宝宝哺乳。

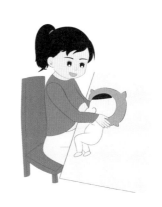

防止发生乳头混淆的小秘诀

　　剖宫产妈妈因为下奶比较晚，有可能需要加喂配方奶，但是最好不要用奶瓶直接喂宝宝，以免宝宝产生乳头混淆，不再吸妈妈的乳汁。

　　这里教给妈妈一个好方法，让宝宝先吸妈妈的奶，然后用输液用的一小段软胶管（很细很细的那种），一头放在奶瓶里，一头顺着宝宝的小嘴轻轻插进去，宝宝就可以一边吸吮妈妈的乳头，一边喝到奶粉。这样既刺激了妈妈的泌乳反射，又不至于让宝宝饿肚子了，还不用担心奶瓶造成宝宝乳头混淆。

重视剖宫产妈妈的心理恢复

剖宫产除了身体上的伤口之外，还可能给新妈妈带来心灵上的创伤，有些新妈妈认为没有亲身经历宝宝被娩出的过程，感到很遗憾，并且很难进入母亲角色。这需要新妈妈及时调整，家人也应抚慰、引导。

剖宫产妈妈不要盲目催乳

很多人都认为，剖宫产妈妈较顺产妈妈更加虚弱，下奶慢，所以要尽快补充营养，喝大量的催奶汤。这种做法不是爱妈妈，而是害了妈妈。

产后新妈妈都会面临乳腺管不通畅的问题，此时如果食用过多下奶的汤汤水水，会造成产奶量增多但排不出来，宝宝也吃不了那么多，大量的乳汁淤积在乳房内，很容易引起乳腺炎。另外，妈妈产后立即大补，也会导致急性胃肠炎或胆囊炎。

所以，产后不要大量饮用催奶汤，建议在产后半个月后根据乳汁的分泌情况酌情进食催奶汤水，总之应循序渐进，慢慢促进乳汁分泌。

宝宝出生的两三天内，其实不会太饿，在这几天里他们正忙着排出胎便和肺里的羊水。妈妈们应做到的是每天保证让宝宝 24 小时内吸吮乳头 8 ~ 12 次，充分的吸吮既能让宝宝吃到富含抗体的初乳，也能刺激更快下奶。

母乳喂养是否能坚持，不在于年龄，也不是顺产还是剖宫产，而是来自妈妈内心的坚持。你的信心、你的坚韧，就是乳汁源源不断产生的动力。

剖宫产妈妈容易贫血

剖宫产新妈妈由于手术失血很多，营养如果跟不上，很可能患上产后贫血。一般情况下，在新妈妈出院前会抽血检查是否贫血。如果贫血，应遵医嘱服用铁剂。在口服铁剂贫血纠正后，仍需服用 2 ~ 3 个月甚至更长时间，以补充体内的铁储存量。在医生告知已不需要治疗之前，不要擅自停药。

同时保证充分休息，补充营养，多食用一些富含铁的食物，如鸡肝、猪肝、动物血、瘦肉、蛋黄、海带、黑芝麻、木耳、黄豆、蘑菇、油菜等。

产后前 3 天饮食安排

顺产和剖宫产的饮食重点不一样

顺产妈妈生完宝宝后，身体虚弱，没啥食欲，家人可以为新妈妈准备点红糖小米粥，让新妈妈养血补血，恢复元气。产后应避免立即进食高脂、高蛋白食物，初乳过于浓稠反而会引起排乳不畅。分娩后 1 周内应多吃低脂流质或半流质食物，逐渐增加鲫鱼、瘦肉等高营养食物。

剖宫产后 6 小时内应严格禁食，这是因为麻醉药药效还没有完全消除，全身反应低下，如果进食，可能会引起呕吐、呛咳等。如果实在口渴，可间隔一定时间喂少量白开水，避免喝糖水。如果分娩后 6 小时还未排气，新妈妈可以吃些排气的食物，如萝卜汤、鸽子汤等，增强肠胃蠕动，减少腹胀，促进排气，预防肠粘连。未排气前，不吃牛奶、豆浆和含糖多的食物，以免胀气后增加不适。通常排气后 1～2 天内，可进食半流食，如蒸蛋羹、稀粥、软烂面条等，此后可逐渐过渡到正常的月子饮食。

金牌月嫂培训师支招

最好别吃生冷、寒凉的食物

由于分娩时消耗大量体力，气血亏虚，新妈妈应多食用温补的食物，以利气血恢复。若产后进食生冷或寒凉的食物，则不利于气血运行，容易导致脾胃消化吸收功能障碍，并且不利于恶露的排出和瘀血的去除。生冷的食物包括冷饮和刚从冰箱取出的食物等，寒凉食物有西瓜、黄瓜、螃蟹等。

宝石妈经验谈

完全不吃水果并不妥当

有些新妈妈在月子期间不敢吃水果，担心水果性凉，其实在月子期间不是所有水果都不能吃，可以选择一些性平和性温的水果来吃，如苹果、桃子等。西瓜、柚子等性寒的水果则最好少吃。另外月子期间吃水果，不宜冷藏后食用，应放在常温下，并且在食用之前最好放热水里泡一下，也可以打成果汁加热后饮用。

顺产前 3 天饮食安排

	第1天饮食安排	第2天饮食安排	第3天饮食安排
早餐	油菜肉包、小米红枣粥、拌海带丝	疙瘩汤、花卷、拌菠菜	红枣莲子粥、素馅包子、卤牛肉、炒油菜
加餐	牛奶	红枣鸡蛋汤	米酒蛋花汤
午餐	蛋花汤、炒黄瓜、胡萝卜炒肉丝、米饭	米饭、红菇炖蒸鸡、多彩蔬菜羹	麻油猪肝、蒜蓉西蓝花、豆腐鲫鱼汤、米饭
加餐	苹果	全麦面包	藕粉
晚餐	肉末茄子、虾皮炒小白菜、鸡蛋豆腐羹、米饭	香菇胡萝卜面、番茄炒鸡蛋、平菇肉片	牛肉小米粥、蒜蓉菠菜、花卷
加餐	红枣桂圆粥	藕粉	蒸蛋羹

剖宫产前 3 天饮食安排

	第1天饮食安排	第2天饮食安排	第3天饮食安排
早餐	小米汤	小米粥	鸡蛋红糖小米粥、发糕
加餐	藕粉	黑米芝麻糊	鸡蓉玉米羹
午餐	稠米汤	菠菜大米粥	鸡蛋面线、清炒蒿子秆、莲藕茭白汤
加餐	牛奶	蛋花汤	翡翠白玉汤
晚餐	鸡蛋羹	面片汤	清汤面、多彩蔬菜羹
加餐	小米汤	牛奶	牛奶

注：其实妈妈每天可以吃的月子餐很多，这里只是举几个例子，仅供参考，适合自己的才是最好的。

图解 4 种正确的喂奶姿势，妈妈宝宝都舒服

摇篮式，最为简单常用

摇篮式是最常见的一种哺乳方式。妈妈坐在有扶手的椅子上（也可靠在床头），坐直，把宝宝抱在怀里，胳膊肘弯曲，宝宝后背靠着妈妈的前臂，妈妈用手掌托着宝宝的头颈部（喂右侧时用左手托，喂左侧时用右手托），不要弯腰或者探身。另一只手放在乳房下以"U"形支撑乳房，让宝宝贴近乳房，喂奶。

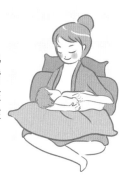

半躺式，不容易呛奶

在分娩后的最初几天，妈妈坐起来仍有困难时，以半躺式的姿势喂哺宝宝最为适合。后背用枕头垫高上身，斜靠躺卧，让宝宝横倚在妈妈的腹部进行哺乳。对于乳汁流速过快的妈妈来说，这个姿势不容易让宝宝呛奶。

揽球式，特别适合剖宫产新妈妈

这个姿势可以避免宝宝压迫妈妈腹部的手术切口。对乳房很大、宝宝太小、喂双胞胎的妈妈，这种姿势也尤为适合。将宝宝抱在身体一侧，胳膊肘弯曲，用前臂和手掌托着宝宝的身体和头部，让宝宝面对乳房，另一只手将乳头送到宝宝嘴里。妈妈可以在腿上放个垫子，宝宝会更舒服。

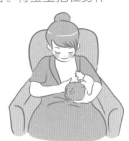

侧卧式，适合夜间哺乳

妈妈在晚上喂哺或想放松一下时，可采用这种姿势。妈妈侧卧在床上，让宝宝面对乳房，一只手揽着宝宝的身体，另一只手将乳头送到宝宝嘴里，然后放松地搭在枕侧。

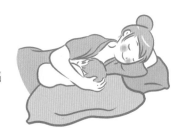

妈妈乳头偏大如何顺利喂养

妈妈乳头偏大，在吃奶时宝宝含了放，放了含，重复几次，就开始烦躁、哭闹、打挺。宝宝哭的时候，家人可能都会过来各种支招，这个时候，妈妈是又着急又尴尬。那乳头偏大的妈妈如何轻松喂奶呢？

帮助宝宝掌握吃奶技巧

其实，乳头大并不是影响宝宝吃奶的主要因素，关键是宝宝没有掌握吃奶技巧，吃奶的时候上下牙床不知道怎么咬住乳头，因此急得哇哇哭。

宝宝需要学会如何把嘴巴张大，只要看看宝宝哭泣时张开的嘴，妈妈就会知道，乳头是不可能大过嘴巴张大的程度的。在喂奶时，妈妈应注意用食指和中指夹着乳头帮忙塞进宝宝嘴里，防止乳头脱出来，几天后宝宝适应了就能顺利吸吮了。

如果还是不成功，妈妈可以向医生或护士咨询这一问题，可选择用乳头保护罩（用法见 177 页）来哺乳。

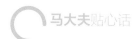
马大夫贴心话

宝宝正确含接和吸吮的表现

含接良好的表现： 婴儿口上方有较大乳晕；嘴张较大；下唇向外翻；下颌接触乳房。

含接不好的表现： 婴儿口下方有较大乳晕；嘴未张大；下唇向内；下颌未触到乳房。

良好的吸吮状态： 吸吮慢而深，有停顿；吸吮时双颊鼓起；吃饱后嘴松开乳房。

不良的吸吮状态： 吸吮快而浅；吸吮时面颊内陷；易把婴儿和妈妈乳房分开；无泌乳反射指征。

双胞胎宝宝的母乳喂养

双胞胎的照料在开始时确实很麻烦。但在两个宝宝能互相认识之后，他们就会成为玩伴而形影不离，比家里只有一个孩子的更加快乐，且能更早学会协作。对父母来说，虽然照顾宝宝很费功夫，却能得到来自宝宝的双份欢乐，所以辛苦是值得的。

要对自己有信心

双胞胎出生时体重低于 2500 克者较多，所以一般把双胞胎作为早产儿来处理。如果是这种情况，就需要妈妈提早挤出更多的母乳备用。最理想的是两个宝宝都能母乳喂养，一定要坚信乳房这架精密智能型仪器，只要宝宝需要并吸吮，只要妈妈的营养跟得上，就能产出足够宝宝喝的母乳。

掌握正确的喂奶姿势

双胞胎很多是早产儿，非常容易疲倦，一两周内很难好好吃奶。因此对于双胞胎妈妈来说，正确的喂奶姿势尤为重要。给双胞胎宝宝喂奶的方式有以下 3 种可以借鉴：

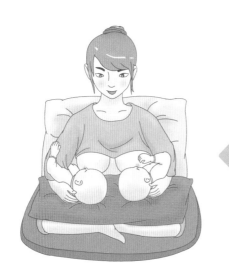

双人橄榄球式

这种姿势可以让妈妈在喂奶过程中控制宝宝头部的移动，不让他们往后仰。若采用这种姿势，一定要用枕头支撑你和宝宝。

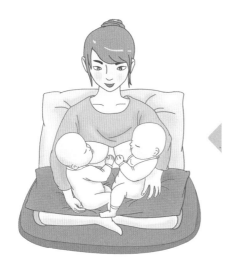

交叉摇篮式

妈妈要先用摇篮式抱姿抱住一个，然后在另一边抱住另一个，他们会把头分开，双腿交叉。这种姿势同样需要枕头来支撑。

平行姿势

一个宝宝用摇篮式抱姿，另一个用橄榄球式抱姿，让两个人的身体在同一个方向上。采用摇篮式抱姿的宝宝放在你的手臂上，而用橄榄球式抱姿的宝宝则放在一个枕头上，用手托住其颈背。

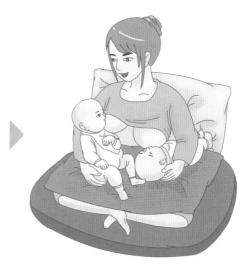

合理的饮食和按摩

通过饮食和按摩可以增加奶水，妈妈最好花点心思在"吃"上面，几款经典的催乳食谱，如黄豆猪蹄汤、木瓜鲫鱼汤等都值得尝试。同时不要心急，很多时候饮食和按摩见效可能不会太快，需要持之以恒。

充分休息

比起单胎宝宝，双胞胎宝宝的妈妈会更累。因此，白天的饮食及家务可以请家人或者护工帮忙，这样能让妈妈得到更多的休息。而休息是促进奶水分泌的良药。

母乳喂养的宝宝需要补充维生素 D

虽然母乳是宝宝最好的营养来源，能提供 0 ~ 6 个月宝宝身体发育所需的几乎所有营养素。母乳中的蛋白质、脂肪、水溶性维生素、维生素 A、铁等营养素与哺乳妈妈的饮食有关，而维生素 D 不易直接从饮食中大量摄取。所以，母乳中维生素 D 的含量较少，而维生素 D 有助于钙的吸收和利用。虽然适宜的阳光照射会促进皮肤中维生素 D 的合成，但这个方法不是很方便，所以宝宝出生后数日就应开始补充维生素 D，以维持神经肌肉的正常功能和骨骼的健全。

维生素 D 的来源

出生时，体内自带的维生素D能维持2周

天然食物含维生素D的量普遍不高，除多脂的海鱼、蛋黄等

日光照射皮肤合成维生素D，这是主要来源

宝宝补充维生素 D 的方法

纯母乳喂养

在婴儿出生后，每日可喂给宝宝400IU的维生素D制剂。如果宝宝为早产儿、低体重儿等，可考虑适当增加剂量。

配方奶喂养

如配方奶中含维生素D达不到400IU，需每日额外补充维生素D。目前，大品牌的配方奶基本都添加有维生素D，当宝宝每天摄入的配方奶量达600毫升时，一般可不用额外补充维生素D。

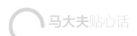 马大夫贴心话

美国儿科学会关于怎么补充维生素 D

婴儿的皮肤非常娇嫩，美国儿科医生不建议让宝宝长时间曝露在阳光下，因为这样即使宝宝没有被晒伤，也会增加日后患皮肤癌的概率。

因此，美国儿科学会建议，从出生后，就要给母乳喂养的宝宝每天提供 400IU 的维生素 D 补充剂。对于人工或混合喂养的宝宝，父母可以参考配方奶上的营养标签，根据宝宝每天喝的奶粉量，计算每天摄入的维生素 D 是否达到 400IU。如果没达到，就要额外补充差额的量。

没有母乳喂养，就不是好妈妈吗

母爱，无关乎奶多奶少，100%用心就是好妈妈！有时，出于各种原因，不得不放弃母乳喂养的妈妈不要为此感到遗憾，也不要心存内疚。现在的宝宝很幸运，尽管不能吃妈妈的奶，但还有接近母乳的配方奶，一样能让宝宝健康成长。

哪些新妈妈不适合母乳喂养

妈妈接触过有毒化学物质

这些物质可通过乳汁使新生儿中毒，故妈妈哺乳期应避免接触有害物质，远离有害环境。或妈妈因病接受放射性治疗和化疗期间应暂停母乳喂养。

妈妈处于传染病急性期

如新妈妈患艾滋病、开放性肺结核等，或者在各型肝炎的传染期，此时哺乳会增加新生儿感染的机会。故应暂时中断哺乳，用配方奶代替。

正确选择配方奶

市场上琳琅满目的配方奶让新妈妈很是纠结，不知道该选择哪一种。其实，只要是正规厂家生产销售的，适合新生儿阶段的配方奶都可以选用。但在选用时，需看清生产日期、保质期、保存方法、厂家地址、调配方法等信息。最好选知名品牌、销售量大的奶粉。牛奶蛋白过敏的宝宝应更换为深度水解或氨基酸配方奶。

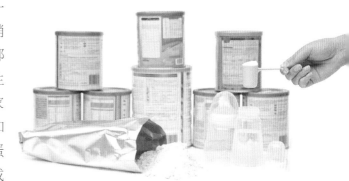

早产儿如何喂奶

关键搜索词　早产儿　喂养

尽早喂养

主张尽早喂养早产儿。生活能力强的早产儿，可在出生后 4 ~ 6 小时开始喂养；体重在 2000 克以下的早产儿，应在出生后 12 小时开始喂养；情况较差的早产儿，可推迟到 24 小时后喂养。由于早产儿的保温非常重要，体重低于 2000 克的宝宝需要睡暖箱，有专门的护士会每隔 2 ~ 3 小时给宝宝喂一次配方奶，妈妈暂时不用担心宝宝的喂养问题。

少量多次

喂奶应少量多次，以母乳为先，喂奶后应让宝宝侧卧，防止宝宝吐奶、呛奶。如果宝宝无力吸奶，可用滴管将挤出的奶慢慢滴入其口中，先从 5 毫升开始喂，以后根据吸吮吞咽情况逐步增加。有吸吮能力的早产儿，妈妈应尽量直接喂母乳，一般每 2 ~ 3 小时喂一次。

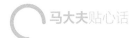

马大夫贴心话

早产儿有点弱、有点轻

早产儿各器官的功能还不完善，生活能力比较弱，吮吸能力比较差。各种消化酶不足，消化吸收能力比较差。贲门括约肌比较松弛，胃容量小，故比足月婴儿更容易吐奶。肠道肌张力低，容易腹胀。早产儿通常体重比较轻，刚出生时看上去很瘦，不像足月儿那样丰润，需要在新生儿监护中心监护至体重增至 2000 克，才可以出院。

可采取袋鼠式护理

袋鼠式护理（肌肤接触）对早产儿尤其重要，袋鼠式护理可以维持宝宝正常体温，帮助宝宝保持安静，可以让宝宝紧贴妈妈的乳房，并将妈妈和宝宝紧密连接在一起，使宝宝更有安全感。

遵医嘱补充维生素

早产儿体内各种维生素储存量少，应遵医嘱特别添加。一般来说，早产儿出生后应连续补充维生素 K3 天，第 4 天加维生素 C，第 10 天加维生素 A，出生 10 天后补维生素 D，4 周后添加铁剂，并同时添加维生素 E 和叶酸等。

由于宝宝存在一定个体差异，只要涉及营养素的补充，应遵医嘱添加，别自行随意添加。

注意喂奶姿势

宝宝的喂奶姿势得当，能帮他更好地喝奶。有些妈妈喂奶时喜欢将宝宝窝在腋下呈"抱足球"姿势，在身体下方放个枕头；而有些妈妈喜欢让宝宝趴在胸前呈"十"字形喂奶。只要宝宝位置得当，妈妈喂奶姿势正确，都不会影响宝宝喝奶。但是需要注意的是，宝宝趴在胸前时，妈妈要用手腕和手掌托着宝宝的头和脖子。这种姿势容易出现宝宝吐奶。

使用乳头保护罩

早产儿不太会吸吮，吞咽能力弱，所以在喂奶时要减小流量以防宝宝呛到，乳头保护罩能起到控制奶流速的作用。乳头保护罩的具体使用方法见 177 页。

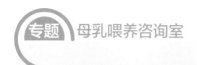

问：南方流行喂"开口茶"，对不对？

马大夫答：新生儿非常容易在脸部、躯干、四肢出现片状红色小斑疹，老人俗称"胎毒"。我国南方地区，尤其是两广，流行给新生儿喂"开口茶"以去"胎毒"。"开口茶"并不是茶，而是用一些清热解毒的中药熬制的汤药，其中的中药成分会给新生儿尚未发育完善的肝脏、肾脏等造成损害。而且，新生儿身上的小红斑也不是"胎毒"，这可能是由于冷而干燥的外界环境及毒素的影响引起的。红斑持续一两天后会逐渐消退，出现脱屑，脱屑完毕后，皮肤呈粉红色。对新生儿来说，初乳才是最好的"开口茶"。

问：纯母乳喂养的宝宝需要喂水吗？

马大夫答：一般情况下，纯母乳喂养的宝宝是不用喂水的。因为母乳中80%是水，还含有宝宝所需蛋白质、脂肪、乳糖、钙、磷等，满足0～6个月宝宝成长所需的营养物质，所以4个月以内的宝宝根本不需要补充任何辅食，也不需要额外补充水。但如果出现以下几种情况，需要酌情补水：刚出生，妈妈还没有下奶，宝宝吃奶费劲，出汗多；宝宝高热、大汗、呕吐、腹泻等情况时，应给他补充水分，最好用淡盐水或口服补液盐，以防脱水或发生电解质紊乱；如果宝宝嘴唇干燥，且经常用小舌头舔嘴唇，喂奶后不缓解，也需要喂水。

问：为什么第一周宝宝体重会下降？

马大夫答：新生儿在出生后1周左右，由于吃奶量少，又排出胎便、尿，加上皮肤蒸发，机体会丢失一些水分，使新生儿体重比出生时下降100～300克，这种现象被称为"掉水膘"，但如果宝宝体重下降超过7%，则应及时就诊或咨询。正常情况下，在出生后7～10天，体重可恢复到出生时的水平，以后体重会以平均每天30～50克的速度增长。

在新生儿期的28天中，体重应增长600～1000克。如果每日体重增长少于20克或满月时体重增长少于600克，则说明新生儿体重增长不良，可能是母乳不足、喂养不当或其他原因造成的。这时家长应给予重视，积极寻找原因。

催奶

乳腺通畅，奶如泉涌

妈妈们超爱的催奶食谱，催奶不长肉

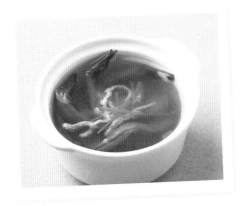

通草黄花菜肉丝汤
通乳、丰胸

所用原料 通草5克，黄花菜20克，猪瘦肉50克，生姜3片，盐少许。

鲜虾莴笋汤
促进乳汁分泌

所用原料 莴笋250克，鲜虾150克，盐3克，葱花、姜丝各适量。

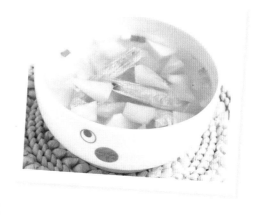

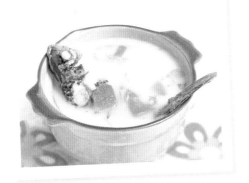

木瓜鲫鱼汤 **补虚、下乳**

所用原料 木瓜200克，鲫鱼1条，盐2克，料酒10克，葱段、姜片各5克。

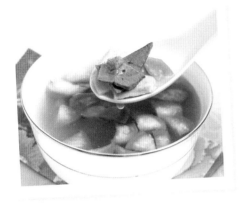

丝瓜猪肝瘦肉汤 健胸丰乳

所用原料 猪肝、猪瘦肉各100克，丝瓜200克，姜片、胡椒粉、盐各少许。

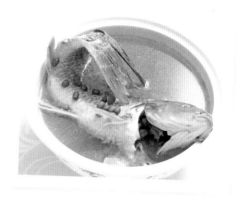

红豆鲤鱼汤 利水、催乳

所用原料 鲤鱼1条，红豆50克，姜片5克，盐2克。

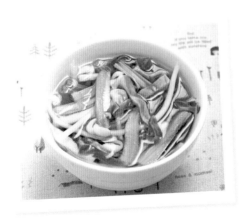

原味蔬菜汤 催乳、通便

所用原料 黄豆芽、紫甘蓝各100克，丝瓜、西芹各50克，盐少许。

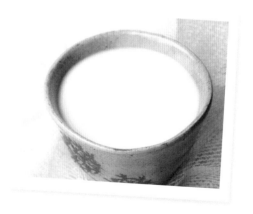

花生牛奶 催乳、补气

所用原料 花生米35克，牛奶250克。

哺乳妈妈的营养饮食

哺乳妈妈要知道，并不是吃得越多奶水就越好，也不是吃的食物价格越贵奶水的质量就越好。哺乳妈妈怎么吃才算吃得好、吃得营养？

数量要精

产后吃过量的食物会让妈妈更加肥胖，对产后恢复也没益处，如果妈妈产后需要哺乳，可以适当增加食量。

种类要杂

吃多种多样的食物，荤素搭配着吃，这样营养才能更均衡，无论荤素，食物的种类越多越好。

食物要稀

大多数妈妈产后要母乳喂养，会分泌大量乳汁，所以一定要在食物中增加水分的摄入，流质食物是很好的选择，如汤、粥等。

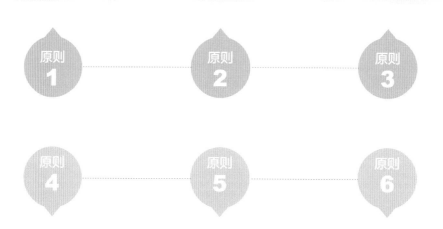

烹煮要软

烹煮食物以细软为主，米饭也可以软烂一些，少吃油腻的食物。一部分妈妈产后体力透支，会有牙齿松动的情况，应避免食用过硬的或带壳的食物。

少食多餐

坐月子期间，新妈妈肠胃虚弱，进食时不宜一次量太多，但又容易饿，因此除了正常的一日三餐外，应在两餐之间适当加餐，以促进肠胃功能的恢复。

补充蛋白质

新妈妈饮食中应补充能提高乳汁质量的蛋白质，每日应摄入80克，应选择动物蛋白和植物蛋白搭配的方式。日常可多食瘦肉、鱼虾、鸡蛋、牛奶、大豆等。

哺乳妈妈吃点盐，对宝宝健康有益

产后妈妈肯定听老人说过："在月子里吃的菜和汤里不能放盐，不然对宝宝不好。"这个说法是没有根据的，产后妈妈可以吃盐，但饮食不宜过咸。

不吃盐，对哺乳妈妈不好

盐中含有钠，如果哺乳妈妈体内缺钠，就会出现低血压、头昏眼花、恶心、呕吐、乏力、容易疲劳等症状，因此，哺乳妈妈应保持一定的钠平衡。

如果饮食中不放盐，妈妈在月子里吃着淡而无味的饮食，弄得自己没有胃口，食欲缺乏，营养不良，反而影响了泌乳和宝宝的成长发育。

哺乳妈妈吃盐需适度

哺乳妈妈可以吃盐，但不能太多。由于哺乳期分泌奶水本来就需要很多的水分，如果吃了太咸的食物，会使哺乳妈妈自身水分缺失，更不要说再额外分泌足量奶水给宝宝了。而盐的摄入量过高，也会加重肾脏负担。

成人每天盐的推荐量为6克内，哺乳妈妈吃盐不要超过6克。

便于掌握用盐量的计算法

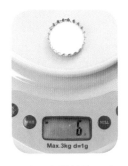

一啤酒瓶盖盐约6克

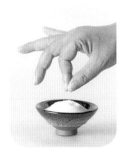

用食指和拇指捏起一撮盐约0.3克

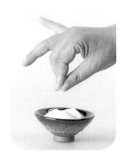

用食指、中指和拇指捏起一撮盐约0.5克

催奶按摩，催奶的同时护理乳房

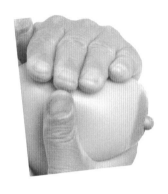

环状按摩乳房

将双手手掌上下分开放在乳房上下方，来回按摩 10 ~ 20 次。

挤压乳根

按摩乳房外围，按摩前将双手洗净，双手围住乳房，大拇指朝上，其他四指朝下，然后轻轻地挤压乳房根部，一压一放，重复 10 ~ 20 次。

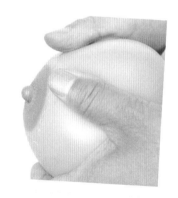

挤压式按摩

双手张开置于乳房两侧，手掌掌根、鱼际用力，由乳房向乳头方向挤压按摩。

乳头扁平或内陷怎么母乳喂养

如果乳头扁平或凹陷，那宝宝衔乳可能更困难。当乳晕受到挤压时，乳头既不凸出也不回缩，只是保持扁平状，这就是乳头扁平；而当乳晕受到挤压时，乳头不是向外凸出而是向内回缩，这就是乳头内陷。妈妈可以用这个方法来检查：轻轻挤压距乳头2~3厘米的乳晕，如果乳头保持扁平或回缩，就是乳头扁平或内陷。

如果妈妈乳头扁平或内陷的情况较轻，宝宝也许衔乳时不需要特别的帮助；但如果情况比较严重的话，需要在哺乳前试着通过手动牵拉、器具牵拉（如乳头矫正器）来矫正，使乳头尽可能凸出。

手动牵拉

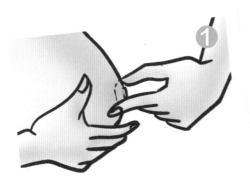

❶ 用一只手托着乳房，用另一只手以拇指、食指和中指牵拉乳头下方的乳晕，改善伸展性。

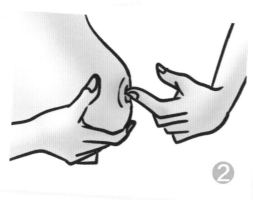

❷ 抓住乳头，往里压到感到疼痛为止。

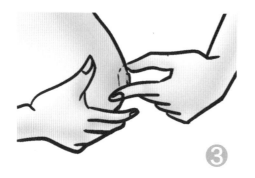

用拇指及食指紧捏住乳晕，稍用力往上牵拉乳晕及乳头，十字交叉反复进行牵拉。

③

器具牵拉

吸奶器

可以用吸奶器每天吸引乳头数次，利用负压使乳头凸出，慢慢坚持一段时间，相信对母乳喂养很有好处。

乳头矫正器

乳头矫正器是利用真空负压远离和皮肤牵引扩张远离，持续牵拉凹陷的乳头，延长乳腺管、乳头平滑肌和乳晕结缔组织，达到矫正的目的。

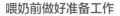

宝石妈经验谈

喂奶前做好准备工作

我有一个邻居，她的乳房有点凹陷，每次喂奶前，她会热敷乳房3~5分钟，同时按摩乳房来刺激泌乳。挤出一些乳汁，使乳晕变软，然后捻转乳头引起泌乳反射。这样，乳晕更容易跟乳头一起被宝宝含接和吸吮，在口腔内形成一个易使吸吮成功的"长乳头"。这样慢慢坚持了一段时间，她也成功实现了母乳喂养。

金牌月嫂培训师支招

利用宝宝的吸力

宝宝饥饿时吸吮力强，此时应让宝宝先吸吮扁平或内陷的一侧乳头。同时应用摇篮式或橄榄球式喂哺宝宝，以便较好地控制其头部，易于固定吸吮部位。

乳房一大一小要重视

由于偏好喂一侧乳房这种不正确的哺乳习惯没有得到及时纠正，很多妈妈在哺乳一段时间后发现自己的乳房一大一小，这种情况虽然没有不适感，也不影响给宝宝喂奶，但有失美感。如果已经出现了乳房一大一小，可以尝试用下面的方法加以改善：

两侧轮换着喂奶

妈妈给宝宝喂奶时，要注意两侧乳房轮流喂奶，先从一侧开始，这侧乳房排空后再喂另一侧。下次喂则变换喂奶的先后顺序。这样可以避免大小乳。

先喂较小侧乳房

如果妈妈两个乳房已经出现了大小不一的情况，可以让宝宝多吸吮小的一侧，增加刺激，尤其是宝宝饥饿时要先吸吮乳房小的一侧，这时吸吮能力较强，刺激效果更好，能很好地改善乳房大小不一的情况。

平时也可多锻炼较小乳房一侧的胸肌，常用较小乳房一侧手臂做拉弓运动。

按摩较小侧乳房

对较小一侧乳房进行按摩，以乳头为中心，用手指指腹顺时针方向由乳房外缘向内侧划圈式按摩，每次5分钟左右，注意动作一定要轻柔。

艾灸足三里

有条件的妈妈可以请专业的中医治疗医师进行艾灸疗法，一般是用艾条灸较小乳房对侧的足三里穴（外膝眼下3寸，胫骨边缘处）5分钟。最好不要自行操作。

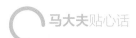

马大夫贴心话

需要咨询医生的情况

需要注意，如果乳房大小不一伴有皮肤颜色的改变，或皮肤出现凹陷，一侧乳头回缩或抬高，还伴有疼痛、痒感等症状时，应立即咨询医生，尽早发现可能的病变。

前奶补充水分和蛋白质，后奶提供热量，宝宝都要吃到

前奶和后奶都有营养

"前奶"和"后奶"理解起来非常简单。喂奶时，先吸出来的乳汁叫"前奶"，比较稀薄，主要成分是水分、蛋白质、免疫球蛋白；后来出来的奶叫"后奶"，外观颜色较白，相对稠厚，富含脂肪、乳糖，能提供更多热能，让宝宝感觉很饱。

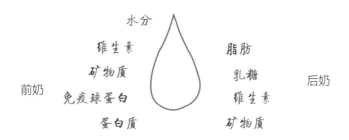

一般情况下，宝宝吸吮 10 分钟以上，就能同时吃到前奶和后奶。因而哺乳时不要匆忙，不要将前奶挤掉，要让宝宝既吃到前奶又吃到后奶，营养全面，更耐饿。

不要挤掉前奶

有些妈妈认为前奶稀薄没营养，会把前奶挤掉一部分再喂给宝宝。

这是不正确的。前奶可以给宝宝补充足够的水分，因此母乳喂养的宝宝一般不需要额外喝水。而且前奶中还含有大量的免疫球蛋白，可以提高宝宝的免疫力。如果把前奶挤掉，可能会有以下几种后果：

1 奶量不够，可能还需要补充奶粉。

2 摄入过多后奶，造成脂肪摄入过量，容易造成肥胖或腹泻。

3 容易缺水。

鼓励宝宝吃完后奶

有的宝宝喜欢吃一会就睡觉，这样宝宝很容易只吃到前奶，而吃不到高脂肪的后奶。新妈妈要鼓励宝宝多吃一会，至少要吃 10 分钟。如果宝宝吃几口就出现睡意，吮吸变得缓慢时，可以尝试把乳头从宝宝的口里拔出，或者拍拍宝宝、动动他的小脚心，宝宝一般都会继续吮吸。

有时新妈妈可能需要尝试多种方法才能唤起宝宝吃奶的积极性。但是这种尝试是值得的，因为宝宝需要得到高脂肪的后奶，而且长时间的吮吸也能刺激泌乳反射，有利于乳汁的分泌。

轮换喂奶：把一边乳房吃空再换另一边

轮换喂奶并不是吃几分钟后就换到另一边，而是先把一边的乳房吃空，再换到另一边。等到下一次吃奶时，先吃上次最后吃的那边，等吃完后再换另一边。这样既能保证乳房的排空，防止大小乳，又能保证宝宝吃到充足的前奶和后奶，还能建立有效的泌乳反射。

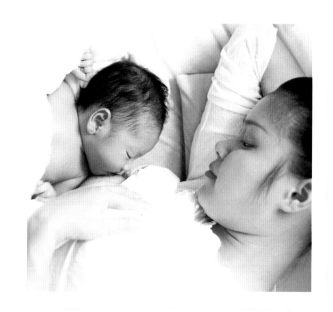

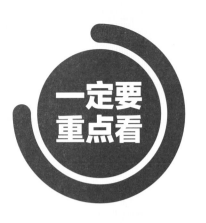

一定要重点看

喂奶 15 分钟管饱 3 小时
——利用好奶阵能做到

奶阵，又名喷乳反射，民间也叫"奶惊"，其实就是乳房忽然快速大量泌乳，并且主动往外喷。喂奶的时候，总会有那么几次，宝宝会连续大口吞咽一两分钟，这就是奶阵来了。奶阵时间是管饱的时间，其他时间则是吸几下才咽一下，是给宝宝过嘴瘾的时间。

为了让宝宝更高效地摄取营养，大自然还给宝宝小嘴配了无形的手——在妈妈的乳房里，那层包裹在腺泡外面的肌上皮细胞，它具有挤压的功能。宝宝小嘴吸吮刺激了妈妈体内分泌催产素，催产素能够促使肌上皮细胞收缩，就像有无数双手对每一个腺泡进行挤压一样，把其中的乳汁排出去，乳汁就会流出甚至是喷出，这个过程就叫奶阵。宝宝一旦成功启动奶阵，乳房就主动往外挤压乳汁，宝宝再配合着往外吸，就能在短时间内轻松吃饱。吃奶是宝宝和妈妈共同合作的事，而奶阵是能让宝宝高效吃奶的得力助手。

奶阵来临时妈妈的反应

当哺乳期妈妈的乳房被刺激时，乳汁像喷泉一样喷出或快速流出，这就是奶阵。一次喷乳反射会持续 1 ~ 2 分钟，在一次亲喂（直接抱宝宝用乳房喂奶）时间里会有几次喷乳反射。由于喷乳反射时感觉奶是一阵一阵来的，当奶阵来临时，妈妈会有下面的几种感觉：

1 乳头变硬，乳房微胀，乳腺管充盈。

2 可以听见宝宝大口吞咽的声音。

3 宝宝没有吃的那侧乳头也会溢乳或喷乳。

4 用吸奶器吸出来，看到乳头喷射出很多条奶线。

5 来奶阵的一侧乳房及乳房周围的皮肤会发紧，有麻麻酥酥的感觉，有的妈妈甚至会下巴抖动。

快速引奶阵刺激法

亲喂

亲喂是最自然的引奶阵的方法，宝宝只要吸几口，通常就能成功地刺激乳头，形成喷乳反射，奶阵就会出现。

补充汤汤水水

哺乳期妈妈喂奶前先喝一大杯温水或催奶茶，补充足够水分后，深呼吸放轻松，能使喷乳反射更强烈。

用吸奶器吸奶

奶阵来时是两边的乳房一起滴，所以建议用电动双边吸奶器。先将吸奶器调到最弱，等到奶阵来临时再将力度调大，以便轻松吸奶。

刺激乳头

将双手洗净，用手温柔地左右旋转乳头或是轻刮乳头，不时用手指触碰乳头最前端，使乳头坚挺变硬，以舒服为主，乳头摸到湿湿的就代表奶阵来了。刺激乳头的同时想象宝宝吃奶的样子，效果更显著。

乳房按摩

以打圈方式由乳根向乳头方向按摩乳房，轻抚数次后，再将指腹在乳晕周边轻轻挤奶，可帮助启动喷乳反射。

螺旋式按摩法：
指腹稍微用力，从乳房上方的胸壁开始，以螺旋方式按摩乳房，在每一个点按摩数秒，再移至下一个点，有点像在做乳房检查的动作。

垂直式按摩法：
手从乳房上方胸壁轻抚至乳头，用轻轻搔痒的力道即可，这个动作也可以帮助妈妈放松。

地心引力法：
身体微向前倾，借助地心引力让乳房下垂，然后用手轻轻晃动乳房。

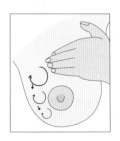

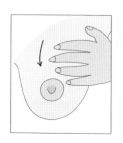

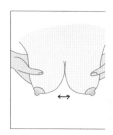

从按需哺乳逐渐过渡到按时哺乳

前3个月应按需喂养

新生儿没有时间观念，早期他们睡觉、哭闹、吃奶都没有时间规律，而且常因力气小，没劲吃饱就累得睡着了，不一会儿饿了又要吃。因此，在宝宝出生头几周，母乳喂养的时间间隔和次数应根据宝宝的饥饿情况来定，饿了就喂，即按需哺乳。

按需哺乳完全以宝宝的需求为准，不要拘泥于是否到了预定的时间。每一位妈妈的奶水都是为自己的宝宝设置的，根据宝宝不同的需求，每次喂奶时，奶水的分泌量、浓度和成分都会有所调节。按需哺乳可以使宝宝获得充足的乳汁，并且能有效地刺激泌乳。同时，宝宝的需要能得到及时满足，会激发宝宝身体和心理上的快感，这种最基本的快乐就是宝宝最大的快乐。

根据情况逐渐过渡到按时哺乳

慢慢地，随着奶量供需的平衡，宝宝的睡眠时间会逐渐延长，慢慢形成规律，这时候可逐渐过渡到按时哺乳，一般白天每3～4小时喂一次，夜间可4～7小时喂一次，一天喂5～7次，每次喂奶15～20分钟即可，最多不超过30分钟。

金牌月嫂培训师支招

一哭就喂不可取

按需喂养不等于宝宝一哭就喂，因为宝宝哭的原因有很多，宝宝哭了不一定就是饿了。要看看是不是拉了或尿了，穿得多了或少了，有没有身体不舒服等。宝宝一哭就喂，妈妈会因得不到充足的休息而疲劳，奶水分泌也会减少。

3招判断宝宝饿了

这时候，宝宝还不会说话，但会通过一些特定的"婴语"告诉妈妈自己饿了。宝宝饿了时会有以下3种表现，妈妈要细心观察。

睡眠变浅、睡梦中有吸吮动作

宝宝熟睡中，如果感觉饿了，将从深睡眠状态转入浅睡眠状态，有时还会短暂地睁大双眼，眼睑颤动，有的宝宝会一边睡觉一边做吸吮动作。

张嘴寻觅或吸吮衣物等

觅食是宝宝天生的本领，在他清醒时，觉得饿了，就会张着小嘴左右寻觅，或吸吮临近嘴边的被角、衣角、衣袖或手指等。如果妈妈用手指的指尖轻点一下宝宝的嘴巴，他会马上张开嘴巴，跟着手指转动。当妈妈把乳头送到宝宝的嘴边时，他会迫不及待地衔住乳头吸吮。

哭闹

如果妈妈没有发现和理解宝宝上述2个"求食"信号时，他会发出短而有力且比较有规律的哭声，中间有换气的间隔时间，渐渐急促。妈妈对这种哭声比较敏感，特别是母乳喂养的妈妈，而且往往这时妈妈乳房中的奶水也差不多胀满了。

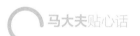
马大夫贴心话

宝宝原始的觅食反射

宝宝如果喝完奶不久又出现了吸吮和觅食的动作，但也没有其他异常表现，则要考虑可能是新生儿的原始反射，而不是宝宝真的饿了。

母乳喂养得好不好，看看这几个指标

很多妈妈担心自己的奶不够，或者担心奶里的营养不够。判断自己母乳喂养得好不好，可参考以下几个指标：

尿量

宝宝吃饱了，每天尿湿 4 ~ 6 块尿布或换下 4 个沉甸甸的纸尿裤。尿的颜色是清的，或颜色很浅。如果尿的颜色很深或每天小便少于 6 次，说明宝宝摄入的母乳可能不够。

便便

吃饱了的宝宝，出生一周内胎便应该排干净。第 2 ~ 4 周，每天会大便 2 ~ 4 次。1 ~ 2 个月后，随着肠道发育完善，大便次数一般来说会减少到每天 1 次。很多母乳喂养的宝宝，会每三四天大便 1 次，但量会很多。如果只有几周大的宝宝大便太少，妈妈可以看看他的衔乳姿势是不是正确。

体重

第一个月内，体重平均每周增长 112 ~ 200 克，第一个月体重至少增加 600 克。6 个月内，每月平均增长 500 ~ 1000 克。需要注意的是，这是平均值，每个宝宝存在个体差异，若妈妈有疑惑，可咨询医生。

喂奶后乳房变化

喂奶后乳房变软。在宝宝刚出生时，妈妈能明显感觉到，喂奶前乳房硬，喂完变得柔软。不过随着宝宝逐渐长大，妈妈的泌乳量与宝宝需求达到供需平衡，喂奶前后乳房不会太多变化，但也说明母乳喂养是成功的。

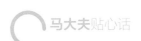

马大夫贴心话

2 个猛长期吃奶量增多

很多宝宝在第 3 周和第 6 周都不停地吃奶，这并不能说明妈妈的奶水不足，而是宝宝处于猛长期，所需要的养分比较多，他通过频繁吸吮来刺激妈妈制造更多的奶水。这时候，妈妈坚持勤喂几天，一旦奶水分泌量达到宝宝的要求，宝宝自然会降低吸吮频率。

喂奶后学会巧妙拔出乳头

一般来说，宝宝吃饱后会主动松开乳头，但有时候即使宝宝吃饱了也会咬住乳头不放，妈妈拉拽时，他反而会咬得更紧，强行拉拽常常会让妈妈的乳头受伤。

3 个方法巧妙拔出乳头

妈妈可以用手指轻轻压一下宝宝的下巴或下嘴唇，这样做会使宝宝松开乳头。

妈妈可将食指伸进宝宝的嘴角，慢慢地让他把嘴松开，这样再抽出乳头就比较容易了。

妈妈还可将宝宝的头轻轻地扣向乳房，微微堵住他的鼻子，宝宝就会本能地松开嘴。

方法 1 方法 2 方法 3

拔出乳头宝宝哭闹怎么办

宝宝吃饱后，用以上 3 个办法能比较轻松地将乳头从宝宝嘴里取出来，但有时候宝宝会因为含不到乳头而哭闹。如果哭闹又打挺，可能胃内有空气进入，需抱起拍嗝（方法见 60 ～ 61 页），拍出嗝后宝宝就会安静下来；如果还哭闹，妈妈可以用其他方式转移宝宝的注意力，比如拿出色彩鲜艳的玩偶在宝宝面前摇晃；拿小摇铃摇出声响等。

金牌月嫂培训师支招

让宝宝将一侧乳房吸空

刚出生十多天的宝宝在吃奶的前 5 分钟内就已经吃饱了，剩下的时间只是含着乳头玩了，有的干脆含着乳头睡着了。妈妈可以用手轻轻捻宝宝的耳垂，让他醒来再吸一些，争取把一侧乳房的奶水吸空。如果宝宝实在不愿多吸，最好及时抽出乳头。

吃完奶拍嗝，能防止吐奶

　　宝宝吐奶是很多新妈妈遇到的头疼事儿，其实防止吐奶的方法很简单，就是宝宝每次吃完奶后及时给他拍嗝，帮助他把吸入的空气吐出来。下面介绍2种常见的拍嗝方法。

俯肩拍嗝，适合新生宝宝

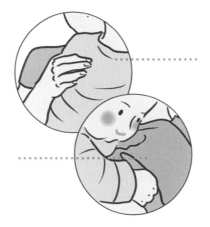

1 先铺一条毛巾在妈妈的肩膀上，防止妈妈衣服上的细菌和灰尘进入宝宝的呼吸道。

2 右手扶着宝宝的头和脖子，左手托住宝宝的小屁屁，将宝宝缓缓竖起，让宝宝的下巴处靠在妈妈的左肩上。

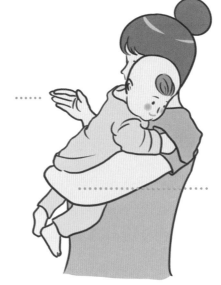

4 拍嗝的右手鼓起呈接水状，在宝宝后背的位置小幅度由下至上拍打。1～2分钟后，如果还没有打出嗝，可慢慢将宝宝平放在床上，再重新抱起继续拍嗝，这样做会比一直抱着拍效果好。

3 左手托着宝宝的屁股和大腿，给他向上的力，使宝宝胸腹部紧贴于妈妈胸部，妈妈用自己的左脸去"扶"着宝宝。

搭臂拍嗝，适合 3 个月以上宝宝

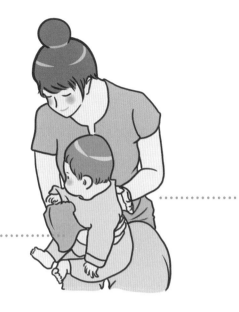

3 让宝宝的面部朝外，用左手开始拍嗝。

1 两只手抱住宝宝的腋下，让宝宝横坐在妈妈大腿上。

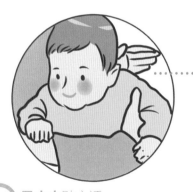

2 宝宝的重心前倾，妈妈将右手臂搭好毛巾，同时从宝宝的腋下穿过，环抱住宝宝的肩膀，支撑宝宝的体重，并让宝宝的手臂搭在妈妈的右手上。

马大夫贴心话

宝宝吐奶是正常的，过了 3 个月就会好转

许多宝宝在出生 2 周后会出现吐奶。在宝宝刚吃完奶后，或者刚被放到床上，一用劲奶就会从嘴角溢出。吐完奶后，宝宝并没有任何异常或者痛苦的表情。这种吐奶是正常现象，主要是由于宝宝的胃呈水平状、容量小，而且食管和胃之间的贲门括约肌弹性差，容易导致胃内食物反流。有的宝宝吃奶比较快，会在大口吃奶的同时咽下大量空气，平躺后这些气体会从胃中将食物一起顶出来，导致吐奶。过了 3 个月，大部分宝宝吐奶的情况会有所改善。

怎样减少宝宝吐奶

大部分婴儿期的吐奶都是因为"胃浅"

婴儿的胃就像开口大、容量浅的水池容易溢水一样，婴儿一旦受到刺激，如哭闹、手脚乱动等外力导致腹压增高，就容易把胃内容物挤压出来。所以，大部分婴儿的吐奶都是因为"胃浅"导致的。

胃连接小肠的部位即幽门则相对紧张，导致胃相对浅

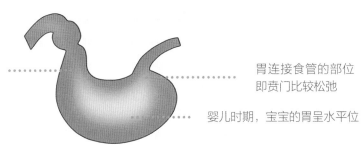

胃连接食管的部位即贲门比较松弛

婴儿时期，宝宝的胃呈水平位

吐奶前后状态比较好，就是生理性吐奶

宝宝吐奶后，如果不发热且精神状态良好，吐奶前后也没有痛苦的表情，突然就"呼"地吐了出来。吐过之后，就像什么事也没发生一样，这是生理性吐奶。

吐奶的量有多有少，如果吐奶很多，很快就会饿，在间隔不到 2 ~ 3 小时的时间里，宝宝就会因为想吃奶而哭闹，这时可以再次喂奶。

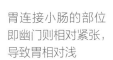 宝石妈经验谈

抱起喂奶能缓解吐奶

有些妈妈喜欢采取平卧姿势喂奶，这种喂奶姿势容易造成奶汁在宝宝胃里滞留，导致吐奶。最佳的喂奶姿势是抱起宝宝，让宝宝的身体处于45度左右的倾斜状态，这样吸入胃内的奶汁容易进入肠道，能有效降低吐奶的频率。

宝宝吐奶的解决办法

如果宝宝平躺时发生吐奶，应迅速将宝宝的脸侧向一边，以免呕吐物流入咽喉及气管，也可以用手帕、毛巾卷在手指上深入宝宝口腔内，将吐出的奶水快速清理出来，保护宝宝的呼吸道通畅。

如果妈妈发现宝宝憋气、不呼吸或者脸色变暗，表示呕吐物可能已经进入气管了，应马上让宝宝俯卧在妈妈膝盖上或硬床上，用力拍打宝宝的背部 4 ~ 5 次，使其能将奶咳出，随后应尽快将宝宝送往医院检查，请医生进一步做处理。

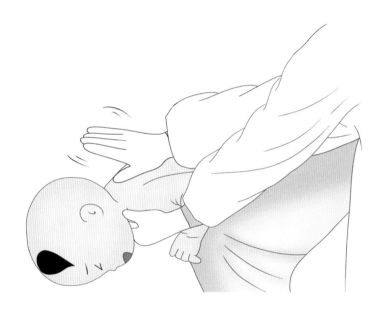

预防宝宝吐奶的妙招

喂奶速度不宜过快

妈妈喂奶时应适当控制喂奶的速度，给宝宝一定的间歇期，可以让宝宝休息一会儿或拍拍嗝再接着吃，这样可以避免吐奶。

金牌月嫂培训师支招

乳汁流速的控制方法

四指托住乳房，拇指置于乳头上方的乳晕处，减慢乳汁的流出。如乳汁多、压力大，则需以手指在乳晕处加压，以控制流速。也可以用"剪刀手"（即食指和中指呈剪刀状）夹住乳头周围，同样可以减缓奶的流速。

推膻中，改善宝宝吐奶

膻中穴位于前正中线上，两乳头连线的中点处。妈妈用拇指桡侧缘从宝宝天突穴（位于胸骨上窝正中）向下直推至膻中穴 50 ~ 100 次。可利气宽胸，改善宝宝呕吐。

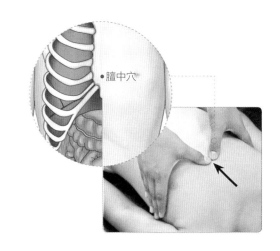

奶嘴的开孔大小适宜，让奶汁充满奶嘴

混合喂养或人工喂养的宝宝用奶瓶吃奶时，要让奶汁充满奶嘴，以免宝宝吸入空气；要确保奶嘴孔大小适宜——将奶瓶翻转时，如果有几滴奶液流出，随后停止，则表明奶嘴开口大小合适。一个合适的奶嘴能预防宝宝吐奶。

奶嘴按照孔径不同分为小圆孔（S 号，适合新生儿用）、中圆孔（M 号，适合 2 ~ 4 个月宝宝用）、大圆孔（L 号，适合 6 个月以上宝宝用）、Y 字孔（适合能自己控制吸奶量，喜欢边喝边玩的宝宝使用）和十字孔（适合吸果汁、米粉或其他粗颗粒饮品）5 种，不同型号的奶嘴适合不同年龄的宝宝。

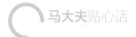 马大夫贴心话

这些情况需要看医生

如有下列任何一种情况，父母应立即带宝宝到医院就诊：① 呕吐伴有发热、精神不振。② 呕吐伴有频繁哭闹。③ 每次吃奶后都会喷射似的吐奶。④ 头部外伤后发生呕吐。⑤ 呕吐时间长，没有小便。⑥ 宝宝有脱水体征。

 宝石妈经验谈

及时更换被呕吐物污染的衣服、被褥

如果宝宝呕吐了，要及时更换沾染了呕吐物的衣物、被褥等。混入胃酸的奶汁会散发出刺鼻的难闻气味，这些气味对宝宝是不良刺激，也容易诱发再次呕吐。

睡眠充足、心情愉悦，奶水自然质好量多

调适心情

哺乳妈妈的情绪会在一定程度上影响脑垂体的泌乳调节功能和体内气血运行状况。如果哺乳妈妈心情不好，脑垂体的泌乳功能会下降，奶量会减少；体内气血运行也可能会不畅，这时如果宝宝的有效吸吮不够，奶水就容易淤积在乳房里，时间一长还容易结块使乳腺管堵塞。

心情不好有些是家庭琐事引起的，而有些是因为产后激素变化引起的，无论是哪种原因造成的心情低落，妈妈都应学会自我调节，比如听音乐、和小区里其他妈妈多交流、找个知心的朋友倾诉一下，这些都是调节的好方法。

抓紧一切机会补充睡眠

此时妈妈最大的痛苦就是睡眠不足，晚上每2~3小时喂一次奶，整夜的睡眠时间被切成了碎片，很难获得很好的休息。很多妈妈都有过这样的体会，如果能美美地睡一觉，醒来意外发现乳房胀满，因为睡眠也是影响下奶的重要因素。

建议妈妈在宝宝睡觉的时候抓紧睡一觉，同时，白天可以请家人帮忙多照顾宝宝，以获得一个比较完整的睡眠，促进身体恢复和泌乳。

可乐妈经验谈

坐月子别睡太软的床

我出院回家后，老公为了让我睡得舒适，特意准备了席梦思软床。可没睡几天就觉得腰骶部疼痛，到医院检查，结果是骶髂关节错位。医生询问了我的起居情况后，便说很可能是睡软床导致的。原来，分娩后，妈妈的骨盆尚未恢复，缺乏固定性，如果睡过软的床，起床或翻身稍有不慎都可能造成骨盆损伤，引起腰骶部疼痛、下肢运动困难等后遗症。因此，妈妈坐月子期间不要睡过软的床，最好选择床垫较硬、坚固、透气性好、防潮的床。

有些食物可多吃，妈妈宝宝都受益

哺乳期间，为了保证分泌优质的乳汁，哺乳妈妈对热量、优质蛋白质、矿物质、维生素和水的需求都相应增加。而哺乳妈妈的饮食保持营养多样化，不仅可以使母婴更健康，还有益于引导宝宝的口味选择，帮助宝宝长大后养成较好的饮食习惯。哺乳期应注意适量摄入以下 6 种食物：

粗制谷物

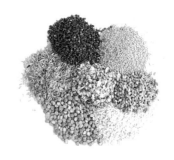

糙米饭、窝头、纯燕麦等粗制谷物是 B 族维生素、微量元素和膳食纤维的重要来源。膳食纤维可增强饱腹感，有助于产后减重，还有益消化和保持血糖稳定。

牛肉

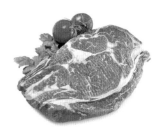

哺乳妈妈对微量元素锌的需求更大，而牛肉正是补锌的重要食物。它还富含优质蛋白质、铁和 B 族维生素，有助于补充身体所需的营养素和热量。

绿叶蔬菜

绿叶蔬菜营养丰富、热量低，富含胡萝卜素、维生素 C、维生素 K、钙、钾、膳食纤维和植物化学物等。哺乳妈妈每天应至少保证摄入新鲜绿叶蔬菜 300 ~ 500 克。

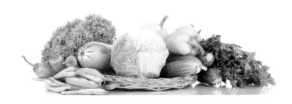

鸡蛋

鸡蛋含有丰富的蛋白质、胆碱、叶黄素、维生素 B_{12}、维生素 D、叶酸、磷脂等。推荐吃水煮鸡蛋和蒸鸡蛋，获得的营养最多。每天吃 1 ~ 2 个即可，吃太多也不好。

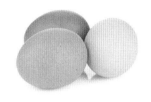

豆类

黄豆、绿豆、红豆、鹰嘴豆等豆类都是蛋白质、膳食纤维、矿物质和植物化学物的绝佳来源，哺乳妈妈应每天摄入一定量的豆类。

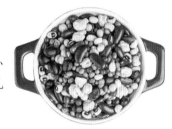

坚果和植物种子

坚果和植物种子，如杏仁、核桃、松子、巴旦木等，富含蛋白质、膳食纤维、维生素、矿物质、不饱和脂肪酸。适量食用有助于缓解产后便秘，还有利于泌乳。每天摄入 30 克左右为宜。

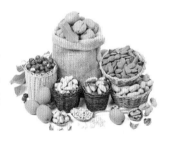

马大夫贴心话

《中国居民膳食指南（哺乳期妇女膳食指南）》5 条关键推荐

1. 增加富含优质蛋白质及维生素A的动物性食物和海产品，选用碘盐。
2. 产褥期食物多样不过量，重视整个哺乳期营养。
3. 愉悦心情，充足睡眠，促进乳汁分泌。
4. 坚持哺乳，适度运动，逐步恢复适宜体重。
5. 忌烟酒，避免浓茶和咖啡。

避开危险食物，母乳质量好

为了宝宝的健康，哺乳妈妈一定要管好自己的嘴，避开一些影响母乳分泌的食物，为宝宝提供营养质优的乳汁。

远离回乳食物

炒大麦芽有回乳作用，所以哺乳期的妈妈最好不吃。准备断奶的妈妈可以将炒大麦芽作为回乳食品。除了大麦芽，人参、韭菜、韭黄等食物也可能会造成妈妈回奶，哺乳妈妈慎食。

需要说明的是，每个人对食物的敏感度不同，上面提到的回乳食物可能对有的妈妈无效，妈妈们最好在平时的饮食中留意观察，找出自己的"回乳禁品"。

少吃辛辣燥热食物

产后妈妈大量失血、出汗，加之组织间液也较多进入血液循环，故机体阴津明显不足，而辛辣燥热食物容易伤津耗液，使新妈妈上火、口舌生疮、大便秘结或痔疮发作，而且会通过乳汁使宝宝内热加重。因此，新妈妈应尽量避免长期大量进食韭菜、大蒜、辣椒、胡椒、小茴香、酒等。

拒绝浓茶、咖啡和碳酸饮料

哺乳期间新妈妈不能喝浓茶。因为茶中的鞣酸有收敛作用，大量的鞣酸会抑制乳汁的分泌。

咖啡会使人体的中枢神经兴奋。虽然没有证据表明它对宝宝有害，但也同样会引起宝宝神经系统兴奋。另外，咖啡容易引起失眠，影响钙的吸收，这对妈妈的身体恢复也不利。

碳酸饮料不仅会使哺乳妈妈体内的钙流失，引起胀气，影响食欲，它含有的大量添加糖还会使妈妈摄入过多热量而引起产后肥胖。

暂时性缺奶别着急加奶粉

在哺乳一段时间后，有的妈妈会发现原先鼓鼓的乳房胀不起来了，宝宝看起来很饿，一直哭闹，可是把乳头塞进他的嘴里，吸奶的时间却很短，也不安静。眼见宝宝体重增长的速度减慢，全家人急得团团转，怎么办？

暂时性缺奶是指原本奶水分泌旺盛的妈妈突然没有奶或奶水不足了，去医院检查也没发现什么异常。这种现象一般发生在产后3个月以内，有的妈妈会稍晚一些，但几乎每个新妈妈都会遇到。

引起暂时性缺奶的原因

1 环境突然改变。

2 因照料宝宝过于疲劳，精神紧张。

3 对母乳喂养缺乏信心。

4 因为妈妈或宝宝一方患了疾病。

5 妈妈月经恢复。

6 宝宝生长速度突然加快。

别着急加配方奶

有的妈妈初为人母，缺乏对暂时性缺奶的了解，又没有哺乳经验，发生缺奶就非常焦虑不安，甚至质疑自己的哺乳能力，或者承受不住来自家人的压力，忙着给宝宝添加配方奶。

这样，宝宝的肚子被配方奶填满，就更懒得吸妈妈的乳头了。乳房少了足够的刺激，得不到排空，分泌量就会急剧减少，最后由暂时性奶水不足变成永久性奶水枯竭，导致母乳喂养失败，这是比较遗憾的。

其实，暂时性缺奶的时间一般不会太长，7 ~ 10 天的样子，过后泌乳量又会恢复如初。

应对暂时性缺奶的 9 个要点

1 应该尽量多让宝宝吸吮妈妈的乳房，每次喂奶双侧乳房都要让宝宝吸吮10分钟以上，以促进妈妈体内泌乳素的分泌，争取早日恢复正常泌乳。如果妈妈在这个时间段完全无奶或奶水明显不够宝宝吃，可以适当加配方奶。但是，在每次宝宝饿的时候，要先让他吸吮妈妈的乳房，再喂配方奶。

2 妈妈要对母乳喂养始终充满信心，几乎所有妈妈都有能力以母乳喂哺宝宝。

3 注意劳逸结合，保证足够的睡眠和休息，最好采取与宝宝同步的休息法。

4 听轻松愉快的音乐，看健康有趣的书画，有利于调节心理，保持心情舒畅。

5 哺乳期间应注意不偏食，多吃一些能促进奶水分泌的食物，可根据个人的习惯，经常吃一些鲫鱼、鲢鱼、红豆、黄豆、豆腐、牛奶、丝瓜、黄花菜、核桃仁、芝麻等食物。

6 坚持夜间哺乳，因为夜间睡眠时，泌乳素的分泌水平比白天高，可增加奶水分泌量。

7 月经期只是暂时性奶水减少，妈妈可每天多喂2次奶，经期过后奶水量将恢复如初。

8 哺乳期间不宜服用雌激素、孕激素类的药物避孕，以免抑制奶水分泌。

9 宝宝生病暂时不能吸吮时，应将奶挤出，用杯和汤匙喂宝宝。如果妈妈生病不能哺乳，应按照给宝宝哺乳的频率挤奶，保证病愈后继续哺乳。

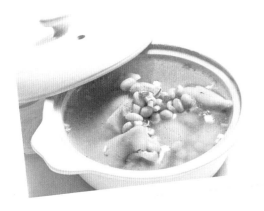

金牌月嫂培训师支招

别攒奶

有的妈妈看自己的奶水分泌变少，就想着攒一攒再喂宝宝。实际上攒奶并不会让奶水变得更多，乳房反而会因为缺乏吸吮，分泌量会更少。

母乳确实不够，
混合喂养更合理

判断母乳是否充足的 5 条标准

想知道母乳够不够，宝宝有没有吃饱，可以从下面几个方面来判断，特别是最后两条是最关键的判断标准。如果不能达到以下标准，就说明宝宝没有吃饱，母乳是不够的，需要尝试混合喂养。

1 听宝宝吃奶时下咽的声音，是否每吸吮2~3次，就可以咽下一大口。

2 看宝宝吃完奶后是否有满足感，是否能安静睡30分钟以上。

3 看宝宝的大便是否为金黄色糊状，排便次数是否为2~6次/天。

4 看宝宝排尿次数，是否达6次/天。

5 监测宝宝体重增长情况，是否增长30~50克/天，是否第一个月体重增长600克以上。

混合喂养也能让宝宝正常发育

混合喂养是在确定母乳不足的情况下，用其他乳类来补充喂养。虽然这种喂养方式不如母乳喂养，但能让新生儿在妈妈乳汁不足时，也能保证摄入足够的奶量，不会影响其正常发育。

混合喂养提倡"补授法"

首先推荐采用"补授法"，即先喂母乳然后再补充其他乳品，保证让宝宝每天吸吮乳房 8 次以上，每次尽量吸空乳房。此外，妈妈要尽可能多地和宝宝在一起，经常搂抱宝宝。当母亲乳汁分泌增加时，减少配方奶的喂养量和次数。很多母乳不足的妈妈通过这种方法，过 1 ~ 2 个月奶水就够了，可以完全母乳喂养了。

混合喂养时妈妈最关心的事儿

混合喂养后奶越来越少怎么办

混合喂养虽然没有纯母乳喂养好，但也比人工喂养强。奶越来越少也不要担心，只要增加母乳喂养次数，适当喝些下奶汤，保持愉快的心情，注意休息，相信奶水会慢慢增多的。要永远牢记"奶水是越吃越多的"这条真理。

有的新妈妈下奶可能比较晚，但随着产后身体的恢复，母乳量可能会不断增加。如果放弃了，就等于放弃了宝宝吃母乳的希望。

添加多少配方奶合适

妈妈可以先参考配方奶的说明书，从少量开始添加（一般1个月内每天喂8～10次，每次30～60毫升，2～6个月每天喂5～7次，每次120～180毫升），然后观察宝宝的反应。如果宝宝吃后不入睡或不到1小时就醒，张口找乳头甚至哭闹，说明他还没吃饱，可以适当增加奶粉量。以此类推，直到宝宝吃奶后能安静或持续睡眠1小时以上。

由于每个宝宝的需要不尽相同，所以父母只能通过仔细观察和不断尝试，才能了解宝宝真正的需求。

如何避免乳头混淆

妈妈应尽量避免宝宝因为使用奶瓶而发生乳头混淆。既然宝宝发生乳头混淆是因为使用了奶瓶，那么可以不用奶瓶来喂宝宝。可以参考第30页的方法防止乳头混淆。

不少混合喂养的宝宝都更偏爱奶瓶，这是因为相比妈妈的乳房，奶瓶更容易吃到奶。要改变这种情况，妈妈需要给宝宝点"甜头"，在喂奶前先用吸奶器或者手压的方式，或者通过引奶阵的方法（见第55页）使奶水流出来，这样宝宝在前几口就能吃到奶了。

混合喂养后，还能改为纯母乳吗

当然可以，母乳喂养什么时候都不嫌晚。混合喂养的宝宝不可能立刻断了奶粉，这时候就要增加母乳喂养的次数，以刺激妈妈分泌更多的乳汁。建议妈妈全心全意地陪伴宝宝，随时按需哺乳。每天保证10次纯母乳喂养，其他时候可以喝奶粉，并逐渐减少奶粉的次数。只要妈妈坚持一段时间，泌乳量会有所提高的。

警惕产后抑郁，以免影响泌乳

产后抑郁的发生

产后抑郁是指女性在分娩后出现抑郁、悲伤、沮丧、哭泣、易激怒、烦躁，对自身及婴儿健康过度担忧，常失去生活自理及照料婴儿的能力，有时还会陷入错乱或嗜睡状态，甚至有自杀或杀婴倾向等一系列症状的心理障碍，是产褥期精神综合征中最常见的一种。通常在产后 2 周内出现，4 ~ 6 周症状明显。如果妈妈出现严重的产后抑郁，泌乳素分泌会明显低于正常新妈妈，而母乳分泌不足又会加重抑郁，也会影响宝宝的健康成长。

引起产后抑郁症的原因比较复杂，一般认为是多方面的，但主要是产后神经内分泌的变化和社会心理因素引发的。

产后为什么会抑郁

神经内分泌变化	社会心理原因
妊娠晚期，体内雌激素、孕激素显著提高，皮质醇、甲状腺激素也有不同程度增加，分娩后这些激素突然撤退，激素变化会扰乱大脑神经传达系统，容易导致抑郁情绪。	对母亲角色不适应、调适能力差，保守固执的新妈妈更容易引发此病。此外，妈妈没奶、家庭经济状况差、夫妻感情不和、婴儿性别及健康状况等都是重要的诱发因素。

怎么防治产后抑郁

重视产褥期保健

重视产褥期保健，尤其要重视新妈妈心理健康。对分娩时间长、难产或有不良妊娠结局的女性，应给予重点心理护理，注意保护性医疗，避免精神刺激。

学会自我调节，坦诚告诉家人实情

对产后抑郁症，妈妈首先要学会调节自己的情绪，不要勉强自己做不喜欢的事情，心情不好的时候可以听听音乐、找朋友聊聊开心的事儿、做点简单的家务以分散注意力。

如果很难自己排解郁闷，就要将自己的情况如实告诉家人，及时沟通，让家人了解你最需要什么，千万不要闷在心里。勇于寻求和接受帮助，是解决产后抑郁的积极方式。

母权下放

别总是担心老公做不好、老人做不好，不要总以为天底下唯有妈妈才能给宝宝完美的抚育。这种霸道母爱最终会反噬自己：妈妈会成为永远脱不开身的千手观音，永远疲累交加。

不要强迫自己做百分百的好妈妈

身处信息时代，我们可以从网上、书上找到详尽的育儿信息。但以科学育儿过分苛责自己，等同于自虐。在照顾宝宝时有所闪失在所难免，宝宝哭了是否要去抱，是否要定时定量喂奶，因人而异，量力而行。标准是：如果妈妈因此而焦虑，可放弃书本上的育儿知识，按照天性和心情行事。

多吃"快乐食物"

1 中医认为，抑郁症主要为肝火旺盛、气血凝滞所致，可以多喝一些清热去火的粥，如苦瓜粥、百合枸杞粥等。

2 多食B族维生素含量丰富的食物。B族维生素是调节身体神经系统的重要物质，也是构成神经传导的必需物质，能够有效缓解心情低落、全身疲乏、食欲缺乏等症状。鸡蛋、深绿色蔬菜、牛奶、谷类、芝麻等都是不错的选择。

3 多吃富含钾离子的食物，如香蕉、瘦肉、坚果类、绿色蔬菜等，这些食物有利于稳定血压和情绪。

4 多吃牛奶、小米、香蕉、葵花子、南瓜子等富含色氨酸的食物，能帮助调节情绪。

到户外散心转换心情

妈妈可在家里走走，放松一下身心。身体允许的话可以到户外散散步，呼吸一下新鲜的空气，会让心情豁然开朗。

爸爸要体贴关心新妈妈

爸爸的体贴关心和温情安慰，是缓解新妈妈产后抑郁症最重要的良药。这种来自爱人的关爱是任何人都无法给予的。作为丈夫，要时刻关注妻子的情绪，要及时发现问题、及时解决。新生命的到来在给爸爸带来幸福的同时，也带来了很多压力，但爸爸们还是要注意控制暴躁的脾气，保持温柔和耐心。

严重抑郁要及时进行治疗

产后抑郁患病率较高，为 10% ～ 15%。据统计，26% ～ 85% 的新妈妈会出现产后情绪不佳，伴有失眠、疲惫、记忆力和精力下降等症状，如果情况较轻，即使不干预，2 周内也会恢复。如果新妈妈的症状已经严重到影响正常生活，就需要尽快到医院就诊。在医生的指导下服用药物，并辅以心理咨询。产后抑郁症如果及时治疗，效果还是相当好的。80% 以上的产后抑郁症患者在适当的药物和心理治疗后，症状都会得以缓解。

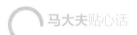

马大夫贴心话

再次妊娠产后抑郁复发率高

再次妊娠时，产后抑郁的复发率高达 50%，所以曾患产后抑郁症的女性，再次妊娠和分娩后，均应密切关注。

可乐妈经验谈

抑郁情绪长期存在很危险

有次，我去看坐月子的闺蜜，感觉她状态不对，仔细一问才发现，她总感觉心情越来越抑郁，硬扛着，心想过段时间就好了，平时她努力使自己看起来很自然，没人时她就冷冷地看着宝宝，不想哄也不想抱。我觉得这样可不行，跟她的家人聊了下，她老公带她去做了心理咨询，才慢慢好转。抑郁情绪长期积累十分危险，不及时缓解、不及时与人沟通是很难自愈的。

哺乳妈妈应注意避孕

没来月经，也可能有排卵

月经复潮及排卵时间受哺乳影响，不哺乳的妈妈往往在产后 6 ~ 10 周恢复排卵，月经复潮。哺乳妈妈一般在产后 4 ~ 6 个月恢复排卵，但有的女性在哺乳期月经一直不来潮。

也就是说，哺乳的女性即使内分泌还没恢复正常，没有来月经或月经量少，也可能已经有了排卵，不避孕就有可能受孕。有个别女性甚至产后不到 1 个月就恢复了排卵。所以，建议产后避孕要趁早。

恶露未尽时绝对禁止性生活

因为阴道有出血时，标志着子宫内膜创面未愈合，过性生活会导致细菌侵入，引起产褥感染，甚至发生产后大出血。此外，在产道伤口未完全修复前过性生活，会延迟伤口的愈合，产生疼痛感，还会导致伤口裂开。

产后 6 周可以恢复性生活，但要注意避孕

产后 6 周，子宫颈口基本恢复闭合状态，宫颈、盆腔、阴道的伤口也基本愈合。所以，原则上是可以过性生活的。但由于妈妈经历了分娩的疼痛，加上满腹心思都在宝宝身上，会对性生活有一些抵触情绪。

所以，产后性生活要注意节制，因为在月经恢复之前可能就有排卵了，所以要注意避孕。

不宜使用避孕药

正在哺乳的新妈妈不宜使用避孕药避孕。避孕药中的雌激素可引起胃肠道反应，影响食欲，不仅会降低泌乳量，影响乳汁质量，对宝宝的生长发育有很大影响。摄入含雌激素的乳汁，还可使女宝宝出现阴道上皮增生、阴唇肥厚，男宝宝乳房发育等异常。

避孕套或宫内节育环均可有效避孕

产后避孕，首选的是避孕套，当然也可以放置宫内节育器（上环）避孕。自然分娩的妈妈建议产后 3 个月上环，产后 42 天如果恶露干净、会阴伤口愈合、子宫恢复正常，也可以上环。剖宫产的妈妈需要等到半年以后再上环。

要注意，哺乳期未来月经前上环要先排除怀孕，同房 5 天内放环还可以作为紧急避孕的一种方式。正常哺乳的女性最好在月经恢复后再上环。

宫内节育环

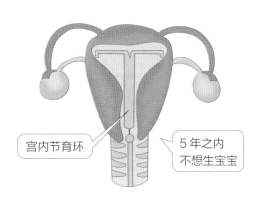

宫内节育环

5 年之内
不想生宝宝

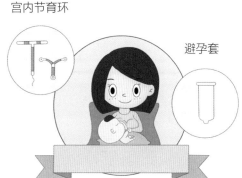

避孕套

推荐两种节育环

1 含孕激素的节育环有效避孕率达99%以上，但可能会出现月经量减少。含吲哚美锌的节育器可减少放置节育器后月经过多等不良反应。

2 含铜的活性宫内节育器目前是我国应用最广泛的宫内节育器。有效避孕率在90%以上。不良反应主要是点滴出血。

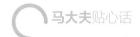 马大夫贴心话

男性结扎也是很好的避孕方式

男性做输精管结扎手术也是很可靠的避孕方式，在结扎之后，无论是性功能还是精液的形态都不会有任何变化，只不过精液里面不含精子而已。但是，复通手术需要显微吻合，比较复杂，即使复通了，由于自身免疫等原因也未必能恢复生育能力。因此，夫妻二人要商量好再做决定。

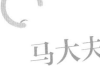

乙肝妈妈能哺乳吗

关键搜索词　乙肝妈妈　哺乳　传染　配方奶

这些乙肝女性不宜母乳

携带乙肝病毒的妈妈，有可能通过母乳喂养把病毒传染给宝宝。一般认为以下情况不适宜母乳喂养：①母乳能检测到乙肝病毒。②血 HBV DNA 水平较高，比如 HBsAg、HBeAg 及 HBcAb 阳性（即所谓"大三阳"）的妈妈，须待宝宝注射乙肝疫苗并产生表面抗体后方可母乳喂养。

如果妈妈血液中乙肝病毒检测阴性，婴儿又注射了乙肝疫苗和乙肝免疫球蛋白，可以母乳喂养。

马大夫贴心话

人工喂养的宝宝也不差，乙肝妈妈不必自责

很多乙肝妈妈如果被医生建议人工喂养，内心会很自责、内疚。其实，摆正心态最重要，人生哪能十全十美，不能母乳喂养，并不是说主观意愿上不爱宝宝。现在，正规的配方奶模拟母乳的营养，吃配方奶的宝宝也会长得非常棒！别给自己太大压力，放轻松才能管好宝宝的吃喝拉撒睡，应对宝宝成长道路上的各种问题！

为了阻断 HBV 的母婴传播，一些 HBV 感染的妊娠女性在妊娠后期使用了抗病毒的药物治疗，由于对这些药物是否会分泌到人的乳汁中，及对儿童可能会导致什么不良反应，目前均没有足够的研究资料说明，一般不建议母乳喂养。

如何避免传染给宝宝

避免分娩时的传播和产后传播，对于母亲 HBsAg 阳性的新生儿，应在出生后 24 小时内（最好在出生后 12 小时内）尽早注射乙肝免疫球蛋白（HBIg），剂量应 ≥ 100IU，同时在不同部位接种乙肝疫苗。出生 1 个月和 6 个月分别接种第 2 和第 3 针乙肝疫苗。可以阻断 90% 以上的新生儿感染乙肝。

对于宫内感染，无法通过上述措施预防，现有研究证明，携带乙肝病毒的孕妈妈传染给宝宝的概率与孕妈妈血中 HBV DNA 水平相关。当 HBV DNA $\leq 10^6$ 拷贝 / 毫升时，宫内感染的机会很低，分娩后的阻断措施已经足够；对于 HBV DNA $\geq 10^7$ 拷贝 / 毫升的孕妈妈，上述措施成功率降低，推荐怀孕期后 3 个月应用替比夫定或者替诺福韦抗病毒治疗，降低孕妈妈体内病毒的水平，可以进一步减少传染给宝宝的机会。

对于产后的传播预防，保护好婴幼儿柔软的皮肤、黏膜，避免皮肤、黏膜损伤，妈妈的血液、唾液不要直接接触宝宝的伤口。可正常接触，如吻宝宝的脸、头、手脚等。

母亲 HBsAg 阳性的新生儿阻断流程

出生后24小时		出生后1个月		出生后6个月
第 1 针乙肝疫苗 乙肝免疫球蛋白		第 2 针乙肝疫苗		第 3 针乙肝疫苗

如何知道宝宝是否被感染了

新生儿出生时外周血检测结果 HBsAg 和 HBV DNA 为阳性可以作为宫内感染的诊断依据，羊水及脐血检测到 HBV DNA 也有提示意义。

HBsAg 阳性的产妇分娩时，胎儿通过产道，可吞进羊水、血、阴道分泌物而引起感染，这些出生时血清学检测可为阴性，生后 2 ~ 4 个月后有 60% 发展为 HBsAg 和（或）HBV DNA 阳性，符合乙型肝炎的潜伏期，可考虑为产时感染。但此时的结果可能不稳定，故一般在生后 7 个月、1 岁时检测乙肝五项和 HBV DNA 含量，若 HBsAg 和 HBV DNA 阳性，和（或）HBeAg、抗 –HBc 及抗 –HBe 阳性，则认为肯定是被感染了。若生后 7 个月和 1 岁时乙肝五项检测结果是抗 –HBs 阳性，表示疫苗注射成功，已获得对乙肝的免疫力。

问：喂奶的时候感觉口渴，是汤喝得不够吗？

马大夫答：妈妈在喂奶的时候，感觉口渴肯定是该补充水分了，但是不一定要喝汤。最佳的零热量饮料是白开水，也可以选择鲜榨的纯果汁或牛奶。不要等到口渴的时候再补充水分，也可以一边喂奶一边喝水。

问：素食催奶靠谱吗？

马大夫答：大部分哺乳妈妈认为肉类、蛋和奶是营养的主要来源，也是生产奶水的主力军。其实，很多蔬菜、豆制品和谷物也可以起到催奶的作用，且哺乳妈妈食用不易造成肥胖或影响食欲。日常生活中，黄花菜、茭白、莴笋、豌豆、黄豆等都有催乳通乳的功效。

问：宝宝舌系带过短怎么办？

马大夫答：舌系带过短主要表现为舌底下正中处的舌系带过短，使舌头的正常活动受到限制；舌头因而不能伸长到嘴巴外，或往上不能接触上唇；舌头前伸时，因舌系带短拉着舌头，使舌头的背面有小的凹陷。

在宝宝的成长发育期，舌系带过短的宝宝由于裹不住奶头容易出现漏奶现象，无法吃到足够的乳汁，这就会影响宝宝的正常生长发育。根据美国儿童牙科学会建议在6个月内给出现母乳喂养障碍的儿童进行舌系带的成形手术。父母要根据医生的建议和宝宝的情况，综合决定处理办法。

追奶

产后 4 个月 ~ 6 个月

积极应对乳汁减少，保证母乳供应

追奶，保卫宝宝的口粮

追奶，顾名思义就是奶水不足，或者以前奶水足突然奶水没了，想办法把奶水追回来。对于追奶妈妈来说，除了要对自己有信心，还要注意方法。

不要轻易给自己贴上"奶少"的标签

别动不动就说"我就是奶少""我妈生我的时候就是奶少，遗传给我了"，否则，即便有分泌乳汁的能力，也会不自觉地认为自己奶不够。

母乳喂养是信心的游戏。妈妈要相信大自然赋予女性的神奇能力。有些妈妈没有足够的耐心，一旦乳汁少、不够宝宝吃，就轻易放弃母乳而选择配方奶，这是不对的。如果开始分泌的乳汁少，一方面妈妈要加强饮食管理，一方面要多让宝宝多吸吮乳房，因为，宝宝的吸吮动作会刺激泌乳，奶是越吸越有。

母乳中的营养含量是很充足的，能完全满足 4 个月以内宝宝成长所需的各种营养物质（除维生素 D）。因此，4 个月以内的宝宝无须添加其他食物，包括水。但在给宝宝哺喂的同时，新妈妈需保证自身的营养充足，若自身缺钙，在给宝宝哺喂的时候，为了保证母乳中的钙含量，身体就有可能动用新妈妈的骨钙，影响新妈妈的身体健康。所以，在正确哺喂的同时，也要注意自身的营养状况，切忌节食。

宝石妈经验谈

追奶时，一定要坚定信念

记得宝石出生时7斤2两，40天的时候12斤，77天时16.8斤，纯母乳，宝宝能吃能睡，特别好带，再辛苦也值得。其实我的奶也不是一开始就好，想想追奶的那十天左右，很多次都觉得追不回来，家人都在劝加奶粉，全靠着自己纯母乳喂养的信念支撑熬过来的。所以，宝妈们，别放弃，要相信自己一定可以实现纯母乳喂养。

借助工具保证产奶量

宝宝的第一次成长高峰期是从出生后到 6 个月内，这段时间宝宝的体重和身高快速增长，因此，更需要保证宝宝的母乳量供给，才能助宝宝长得更棒。很多新妈妈在回到职场的那段时间，由于工作条件的限制，最容易放弃母乳喂养，也有不少新妈妈在这段时间奶量开始下降。为保证充足的泌乳量，新妈妈需要使用吸奶器吸出奶水再用奶瓶喂给宝宝。

对于宝宝来说，一开始使用奶瓶很难适应。新妈妈可以选用设计更符合人体构造的奶瓶哺喂宝宝。比如婴儿专用宽口径玻璃奶瓶，它配备的花瓣纹奶嘴十分柔软，而且形状也和妈妈的乳头十分像，让宝宝吮吸起来仿佛和新妈妈的乳房一样舒适，让宝宝迅速接受奶瓶。而且新生儿专用奶瓶还有先进的双阀门防胀气设计，能够有效减少宝宝喝奶时吸入空气而产生腹胀、吐奶等。

马大夫贴心话

缓解宝宝的分离焦虑

宝宝在 6 ~ 7 个月开始出现分离焦虑，高峰期出现在 10 ~ 18 个月。对于宝宝的第一次分离焦虑，该不该一哭就抱？在 6 ~ 18 个月，哭是宝宝最真实的表达，父母应及时给予回应，给宝宝足够的安全感，这有助于缩短分离焦虑的时间。对于真正意义上的"离开"，妈妈也要告诉宝宝后再离开，切不可出门后不忍心又回去。另外，妈妈千万不要在向宝宝道别时表现得很难过。

可乐妈经验谈

坚持母乳喂养的心酸历程

我是顺产的，生宝宝时由于太过用力，得了痔疮，刚生完宝宝也没奶，我婆婆就每天给我煮各种汤喝，然后一边喝汤催奶，一边按揉乳房，奶是越来越多了，但是由于月子里吃得太油腻了，痔疮也越来越严重，最严重的时候我坐都不能坐。医生给开了哺乳期专用痔疮膏回来擦了几天才好，这种事情真是再也不想经历一次了。

产后追奶避开 8 个误区

奶胀了才喂

其实很多新妈妈产后从来不涨奶的，但母乳依然够宝宝吃。有的时候故意让奶"憋多了"才喂，反而不利于后期泌乳，因为奶是越吃越有，长时间得不到宝宝的吸吮刺激，泌乳素分泌会减少。

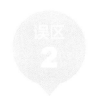

不涨奶就是没奶

在涨奶不涨奶这个问题上，新妈妈体质有区别。很多新妈妈产后初期喂不喂都泌乳，于是经常涨奶。这样的新妈妈通常要经过几个月甚至半年以上，乳房才能"学会"宝宝吃的时候泌乳，不吃的时候不"瞎泌乳"。而有的新妈妈，产后直接就达到了这种供需平衡的状态，奶结风险小。

必须大量喝汤才能奶多起来

有的新妈妈喝汤容易涨奶，或者吃某种食物容易涨奶。但涨奶不等于奶多，不过是在宝宝不吃的时候，乳房也泌乳了而已，是泌乳时间上的错位，是"奶多"的假象。不要以为整个哺乳期乳房每天都是胀胀的才好。

为了追奶什么方法都试

吸奶器猛吸，催奶茶、下奶汤乱喝，催乳师开奶，这些做法都会带来额外风险。吸奶器使用不当会损伤乳头，造成奶结；野路子催乳师催乳不当容易导致乳房损伤；猛吃猛喝让新妈妈自己贴一身肥膘，奶水油腻、宝宝拉稀。最郁闷的是一路下来追奶没成功，反而打击新妈妈自信心。找到适合自己的追奶方式才是最重要、最好的。

宝宝睡不好是因为没吃饱

有些新妈妈看到宝宝睡眠不好就以为是饿的缘故。白天睡一会儿就醒，晚上入睡困难。继续问养育细节，发现这些宝宝之所以睡不好通常是由于以下原因：宝宝白天活动不足；宝宝对睡眠条件不满（抱着睡能睡很久，自己躺着睡一会儿就醒）；温度不适宜，或冷或热。

很多宝宝吃了奶粉才肯睡

很多混合喂养的宝宝，妈妈觉得奶粉减不下去，因为宝宝吃了母乳不睡，必须吃了奶粉才睡。其实，宝宝是因为喜欢吃母乳时半睡半醒，迷糊着继续叼着乳头的感觉，而新妈妈为了让宝宝赶快入睡就喂奶粉。于是宝宝习惯了睡前最后一道程序是吃奶瓶，没到这个程序就不睡。

宝宝哭就是因为饿

吃饱睡足的宝宝确实应该情绪愉快——但是，是在婴儿的心理需求也得到满足的前提下。婴儿需要和母亲接触，需要想吃就吃，不想吃不吃，想睡就睡，不想睡时有人陪着玩耍。而且宝宝对新妈妈的情绪很敏感，在一喂奶就焦虑的新妈妈怀里，宝宝会很不安。

只关注追奶

刻意追求纯母乳喂养会让有些新妈妈变得纠结、烦躁。吃，只是育儿当中一个方面而已。宝宝需要的不仅仅是奶，而是一个新妈妈。确保正确追奶，然后让结果顺其自然，享受和宝宝相处的美好时光就好。当然，更要多学习哺乳技巧和经验，这样"顺其自然"才真正是心态而不是自我安慰。

多吸、及时排空，让乳汁更充盈

勤吸就会有奶，这是个真理

追奶最有效的方法是让宝宝多吸。没有这个大前提，喝再多的汤汤水水，吃再多下奶的中药都是白搭。

奶水减少时就全天跟宝宝在一起，白天一起小睡，只要宝宝不抗拒，随时抄起来就喂两口，不在乎他一顿吃多少，哪怕只是吃几口，新妈妈要时刻记住，吸吮的频率是最重要的。不要着急，放松下来，频繁哺乳两三天，一天至少哺乳 10 次以上，很快就会有效果。

任何下奶汤都没有宝宝的小嘴巴管用，喝再多的汤，不让宝宝多吸也是枉然。新妈妈切记：奶是宝宝吸出来的，不是攒出来的，宝宝越吃奶才会越多。

不要让乳房总处于胀满的状态

新妈妈在母乳喂养的时候，一定不要让乳房总处于胀满的状态，一旦感觉奶胀，就要让宝宝吸吮，或者用吸奶器吸奶，否则奶会慢慢胀回去的。

吸出来的母乳可以用消过毒的容器装起来冷冻，可以保存 4 个月，以备不时之需。吃的时候先解冻，然后隔水温热摇匀就可以了。

所谓的追奶困难，都是自找麻烦

追奶怎么会困难？除非方法不正确。当然，如果新妈妈有生理问题，确实会影响产后最初的乳汁分泌。

怎么追奶也多不起来？很多时候都是新妈妈不能坦然面对奶水自然增加的过程，或者照顾宝宝的经验严重不足，"多吸勤喂"用法不当，自己给自己找麻烦、添堵。

比如，总是怀疑奶水不够，不能理解宝宝哭的真实意义，不能理解宝宝在吃饱之外有吸吮的需求，不知道宝宝吃吃睡睡是正常状态，用颜色来判断奶水质量，用涨奶与否来判断奶水量，等等。很多时候给宝宝添加奶粉只是为了赶快看到宝宝显得"满足"，好让自己安心。还有很多家庭会在母乳喂养这个问题上爆发家庭矛盾，加奶粉成了家庭稳定剂。还有的父母看不得宝宝在追奶期间暂时"拼命吃但吃不到多少"，于是一边给宝宝吃奶粉，一边给自己猛吃猛喝……

所以，追奶本身其实没有什么特别的技术，宝宝想吃就喂。难的是妈妈能不能识别宝宝什么时候才是"想吃"，不是真的想吃时不喂奶也能哄住。

金牌月嫂培训师支招

追奶新妈妈可以这么做

1 加倍喂奶：宝宝吃饱喝足后，不要立即放下睡觉，而是再抱一会儿，让他保持清醒，并把吸入的空气排出来，这样宝宝肚子又有空间了，可以再来一轮喂奶。

2 脱光宝宝喂奶：肌肤之亲有助于唤醒贪睡的宝宝，刺激不太投入的宝宝积极吃奶。怕宝宝着凉的话，在他身上披上小毯子。

3 午睡及夜间喂奶：新妈妈体内的泌乳素水平在睡眠中会提升，提高泌乳量。

巧妙 3 招，产后追奶其实没那么难

正确饮食

不少妈妈都曾听说过，花生炖猪脚或鱼汤等食物能使母乳源源不绝，有些人照做之后，并未出现特别成效；有的妈妈则对某些可能引起回奶的食物完全忌口，导致营养摄取不均衡，反而造成奶少。

"追奶"这个观念，通常是妈妈给自己的枷锁，正常情况下，只要让宝宝多吸吮，母乳就能达到正常供应，并不需要特别去"追"。妈妈必须保证饮食多样化，以确保各种维生素与矿物质的摄取。

适量运动

适量运动有助于改善心情、促进睡觉，从而有利于泌乳。运动除了可以增强心肺功能，还能起到减重效果。

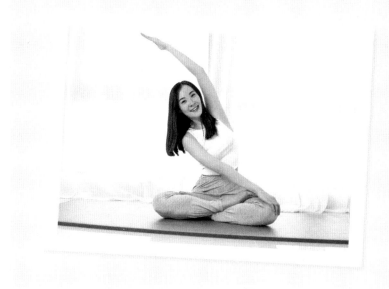

按摩辅助

按摩之前，可用温水淋向背部或是泡温水澡，身体洗净后，再喝一杯不含咖啡因的热饮，在桌上呈趴睡的姿势，请家人在肩胛骨与脊椎处以手指进行环状按摩。妈妈自己也可以在乳房周围以挤乳的手势轻压乳房。不过，妈妈心情是否放松是关键因素，如果长期处在压力环境下，很容易影响乳汁分泌，通常越开心的产妇，泌乳情况也会越顺利。

不失眠，睡得香，
奶水自然又多又好

产后失眠需小心，容易导致奶量减少

一个新生命的诞生，给妈妈带来了无限的快乐，但是也骤然增加了哺育的负担，夜间经常会被宝宝的哭闹搅得睡卧不安。很多妈妈都会有"为了宝宝，宁愿少睡"的想法，这种想法要不得，因为睡眠不好会直接影响乳汁的分泌。为了使奶水充足，妈妈需要保证足够的睡眠。

调整产后休息时间

妈妈不要贪图晚上的睡眠时间，白天宝宝如果睡着了，可以跟他一起睡。在哺乳期，休息比娱乐更重要，休息好，乳汁才能充足，身体才能快速恢复。自己的娱乐生活可以暂时先放一放，抓紧一切时间休息，这才是明智的选择。

保证睡眠质量

哺乳期妈妈睡眠时间比较有限，在这个有限的时间内睡得踏实、安稳是非常重要的。首先妈妈要选择合适的枕头和床，产后一段时间应睡木板床，这有利于骨骼归位和机体复原。

枕头也是睡好觉的重要因素，一般来说，荞麦枕头比较合适，可以调整高度和形状。太软的枕头和太高的枕头都不合适，容易引起颈部疲劳。

不要和宝宝睡在一个被窝里

宝宝的存在有时是妈妈睡眠不足的原因。有的妈妈喜欢将宝宝放在身边，睡在同一个被窝里，方便哺乳。这对宝宝来说是很危险的，可能引起窒息，还会影响妈妈的休息。

正确的做法是不要让宝宝和妈妈睡在一个被窝里。可以将宝宝放在婴儿床上。而且最好是和爸爸分配好时间，哪个时间是由谁负责，这样大家都可以有踏实睡觉的时间。

多吃助眠的食物

小米

有健胃、和脾、安眠的功效。小米富含色氨酸，色氨酸能促进大脑神经细胞分泌五羟色胺，使大脑的思维活动受到暂时抑制，让人产生困倦感。小米熬成粥，睡前食用，可使新妈妈安然入睡。

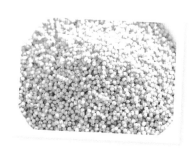

桂圆

有补心益脑、养血安神的作用。睡前饮用桂圆茶或取桂圆加白糖煎汤饮服，对改善睡眠有益。

莲子

含有的莲心碱、芦丁等成分，能使人快速入睡，有养心安神的作用。睡前可将莲子煮熟加白糖食用。

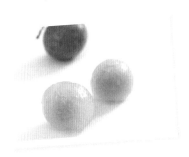

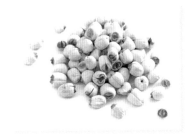

桑葚

能"聪耳、明目、安魂、镇魄"。常用来改善阴虚阳亢引起的眩晕失眠。取桑葚煎汁，熬成膏，加蜂蜜适量调匀。每次1~2匙，温水冲服。

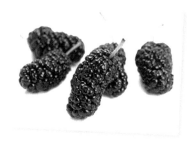

宝宝突然厌奶不用愁

　　每次一掀开衣服，露出宝宝的"粮袋"，小小的人儿就会露出欢天喜地的表情，这是母乳喂养的妈妈最喜欢看到的画面。可是，在宝宝 4 ~ 6 个月的时候，很多妈妈会发现，宝宝突然就不喜欢吃奶了，有时候甚至一整天也喂不进去，一喂奶宝宝就转头避开，只能在夜间他睡得迷迷糊糊时喂几口"迷糊奶"。但是宝宝的精神状态、身体发育都很正常，玩得也很开心。这种情况就说明宝宝可能出现厌奶了。也有的宝宝在 6 ~ 10 个月出现厌奶。

宝宝出现厌奶的原因和应对方法

　　宝宝厌奶有很多原因，可能是消化不好，也可能是喂奶方式太单一，还可能是出牙不适，妈妈要找到应对的方法。

1 建议妈妈适当减少喂奶的次数，间隔时间长了，宝宝感到饥饿，就会吃一些。喂的时候不要逼迫宝宝，以免增加宝宝对奶水的厌恶感。

2 换一种喂奶方式，比如将母乳挤出来装入奶瓶喂给宝宝，或者将奶瓶换成杯子、勺子、小碗等轮流使用，如果宝宝是因为吃奶方式太单一而厌奶，这个方法是比较有效的。

3 增加宝宝的活动量，并适当喂宝宝一些乳酸菌帮助宝宝消化，消除积食，过不了几天，宝宝的食欲就会恢复正常。

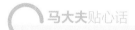 **马大夫贴心话**

需要去医院的情形

　　宝宝厌奶一般不会持续太长时间，有的只有几天就会恢复正常，最长时间也不超过 1 个月。此外，宝宝厌奶时，身体成长不应受到影响，如果在厌奶的同时发现宝宝体重减轻或精神萎靡，应警惕是否是疾病引起的，应及时到医院查明原因，尽快调整。

宝宝湿疹，怎么喂

湿疹　激素药膏　妈妈的饮食

湿疹是婴儿时期常见的皮肤病，发病原因一般认为与遗传因素、神经功能和变态反应（过敏）有关。很多宝宝得湿疹，往往与摄入了致敏的食物有关，有些甚至是因为吃奶引起的，主要是哺乳妈妈吃了鱼虾及蛋类，通过母乳导致宝宝发生过敏。

湿疹长什么样

湿疹常见于 2 ~ 3 个月的宝宝，大多发生在面颊、额部、眉间和头部，严重时躯干、四肢也有。初期为红斑，以后为小点状丘疹、疱疹，很痒，疱疹破损后渗出液流出，干后形成痂皮。宝宝出生 6 个月后湿疹会有所好转，2 岁后有自行消退的趋势。

得了湿疹怎么喂

母乳喂养的宝宝，妈妈应尽量避免吃容易引起过敏的食物。通常情况下，动物蛋白容易致敏，所以妈妈要排查可能引起宝宝过敏的食物。同时，也要避免食用辣椒、姜、蒜等辛辣刺激性食物。

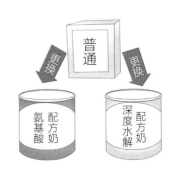

妈妈可适当多吃些不饱和脂肪酸含量丰富的食物，它能通过乳汁到达宝宝体内，可防止毛细血管脆性和通透性增高，从而避免湿疹的发生。平时应多食核桃、橄榄油等富含不饱和脂肪酸的食物。

人工喂养的宝宝停用普通配方奶及所有含牛奶制品，换用深度水解配方奶或氨基酸配方奶。

注意宝宝皮肤的护理——保湿是关键

要在湿疹部位涂含有肾上腺皮质激素的药膏，在全身其他部位涂保湿霜。

1 小儿湿疹护理的关键是保湿。症状不重时，每天可涂1～2次婴儿润肤霜。一般推荐以矿物油（如凡士林）为主要成分的稠厚软膏，每天涂3次，让宝宝一天的皮肤都湿湿润润的。

2 渐退的痂皮不可强行剥脱，待其自然痊愈，或者可用棉签浸熟香油涂抹，待香油浸透痂皮，用棉签轻轻擦拭。

3 为了防止宝宝小手搔抓患处而继发感染，可用棉纱缝制的小手套套在手上，或者用软布包裹宝宝双手，但要特别注意，不能有任何线头在手套或软布的内面，以防因线头缠绕引起手指的缺血性坏死。

4 室内保持凉爽，特别是晚上。卧室用加湿器，不仅是在冬天空气干燥时，夏天如果用空调，也要用加湿器。

5 洗澡时，洗澡水避免过烫，洗澡时间以5～10分钟为宜。如果洗澡后病情恶化，应适当控制洗澡的次数，尽量使用不刺激皮肤的婴儿浴液，或直接用清水。

6 不要捂着孩子，不能给孩子穿得太多、盖得太厚，湿热会加重湿疹，孩子会烦躁，哭闹不安。衣物应选棉质、透气、轻薄的。穿衣原则是：比大人少穿一件或与大人相当。

湿疹宝宝应科学用药

当宝宝湿疹比较轻、没有皮损时，可用炉甘石洗剂，它是一种粉剂与溶液的混合物，主要成分为滑石粉、氧化锌和水，有良好的清凉、收敛效果。

当宝宝皮肤不完整时，或出现了皮肤破溃，特别是渗液阶段，只能使用激素和抗生素药物，促使破损尽快恢复，否则会出现皮肤感染，导致湿疹持续不退。这两种药物同时使用，直到皮肤完整，也就是说皮肤表面裂口都已愈合、表面变光滑了，但还有点红、痒等表现时，才能抹其他护肤品。

患儿皮损部位每次在外涂药膏前先用生理盐水清洁，不可用热水或者碱性肥皂液，以减少局部刺激。

问：网上疯传的催奶茶真的有效吗？

马大夫答：近来，不少妈妈对网上传得神乎其神的催奶茶动了心思，真的有那么神奇吗？其实，喝催奶茶只是辅助催奶，要想奶水充盈，还得靠宝宝多多吸吮才行。事实上，新妈妈可以自己做各种催奶汤，如鲫鱼汤、瘦肉汤、蔬菜汤，效果也很好。如果有需要，可以让医生开一些催奶的中药。

问：别人说药膳很有效，为什么我吃了不管用？

马大夫答：不少妈妈有奶水不足的现象，有人会直接将别人用了有效的药膳拿过来直接用。但是，人有个体差异性，得对症下药，这样催奶才有效。

在服用药膳时，最好先分清楚自己属于哪种缺乳类型，是气血虚弱型缺乳还是气血阻滞型缺乳，用药之前最好咨询医生或营养师。

气血虚弱型妈妈一般服用补血益气的通乳药材，如黄芪、党参、当归、通草等；气血阻滞型妈妈宜选用行气活血的药物，如王不留行等。

问：为什么喂完奶总感觉饿？

马大夫答：不少妈妈都会在喂奶后感觉饿，这是正常反应，因为喂奶在消耗妈妈体内的营养，这也是一些妈妈在母乳喂养后瘦下来的原因。哺乳妈妈要特别注意营养的摄取，别一味喝催奶汤，要搭配新鲜蔬菜，主食也要丰富一些。如果妈妈从食物中摄取的营养不充足的话，身体将会动用自身储备来产奶。如食物中缺钙，就会调动妈妈的骨骼尤其是牙齿中的钙，来供给乳汁生产所需。育有多子女的母亲牙齿脱落早、脊背弯曲严重，就有这个原因。

背奶

职场妈妈必学，
将母乳喂养进行到底

背奶，前期准备不能少

让宝宝适应奶瓶是第一步

职场妈妈通常在宝宝 4 ~ 6 个月时就要回单位上班了，然而这个时候并不是让宝宝断母乳的最佳时间。很多职场妈妈想让宝宝继续吃母乳，加入了"背奶"一族。

纯母乳喂养的宝宝可能会拒绝奶瓶

纯母乳喂养的宝宝已经习惯了从乳房中吸吮奶水，会拒绝橡皮奶嘴，也会拒绝用奶瓶喝母乳。由于上班后无法时时刻刻和宝宝在一起，因此应让宝宝提前适应用奶瓶喝奶。妈妈可以在产假结束前半个月开始，提前锻炼宝宝吸吮橡皮奶嘴，让母乳喂养的宝宝能顺利接受奶瓶和奶嘴。

让宝宝接受奶瓶的 3 个方法

1 妈妈可以挤出部分奶水涂在奶嘴上，让宝宝逐渐适应橡皮奶嘴的气味和口感，最终接受奶瓶和奶嘴。

2 如果在给宝宝用奶嘴时，他哭闹着要吃母乳，妈妈可以先回避，让爸爸或其他照料者拿着奶瓶喂，减少妈妈对宝宝的影响，增加宝宝对奶嘴的接受度。

3 不要亲喂宝宝后再用奶瓶喂母乳，吃饱了的宝宝可能更不愿意接受奶瓶，妈妈可以在宝宝感觉饥饿的时候用奶瓶喂挤出来的母乳，再亲喂补充。

可乐妈经验谈

让宝宝接受奶瓶的心理暗示法

在打算给可乐使用奶瓶之前，我提前2周就给他进行奶瓶喂养的训练。而且和他进行多次交流，我每天对他说："可乐，妈妈要上班了，没办法回来陪你，所以妈妈把奶挤到奶瓶里喂可乐，好不好？"让宝宝有个心理接受的过程。我先把奶瓶给他当玩具玩，偶尔用奶瓶装一点水喂他，不一定要吸吮，让他咬着玩也行。逐渐由水过渡到母乳，慢慢让他熟悉并适应用奶瓶喝母乳。

吸奶器、背奶包、冰袋等，给力的吸奶储奶装备

吸奶器

背奶妈妈必备装备之一。好的吸奶器应具备以下 3 个特征：

1 具备适当的吸力。

2 使用时乳头没有疼痛感。

3 能够调整吸引压力。

目前市面销售的吸奶器有手动和电动两种，各有利弊。手动吸奶器轻巧灵便，易于携带，而且基本静音，但是挤奶时间会长一些，易引起妈妈的手腕疼痛。电动吸奶器操作方便，效率高，省时省力，但是组件比较多，不方便携带和清洗。

吸奶器的选择，取决于使用频率，以及能够在吸奶上花的时间。如果职场妈妈需要忙里偷闲从工作中抽出时间来挤奶，那么最好选择电动吸奶器，省时省力。电动吸奶器也分电泵式和电池式两种，需要长时间吸奶的话最好用电泵式，不常吸奶者建议用电池式。如果工作不太忙，有充足的时间来吸奶，可以选一个手动吸奶器，比较实惠。

背奶包

背奶包的容量和厚度不同，保冷的效果也不相同，妈妈可以根据上班距离远近、单位是否有冰箱等因素来选择合适的背奶包。另外，背奶包最好选择不容易脏的颜色，因为工作日天天都要背，没有办法及时更换。

至于背奶包的大小，要根据自己的情况选择。不建议选择太大的，一是没必要，通常妈妈在上班时间就挤两三次奶；二是太大的包不方便携带、太沉。现在的背奶包普遍采用环保防水铝膜，能更好地防水。

储奶用品

储存母乳最好使用适宜冷冻的、密封良好的塑料制品，如储奶袋、储奶瓶，其次为玻璃制品，最好不要用金属制品，母乳中的活性因子会附着在玻璃或金属上而降低母乳的养分。背奶妈妈用得最多的是储奶袋、储奶瓶，下面对比一下二者的特性。

对比内容	储奶袋	储奶瓶
密封性	冷冻之后奶的体积增大，容易撑破	密封性比较好
方便程度	可直接连接在吸奶器上	可以直接连接在吸奶器上
能否重复利用	一次性，不能重复使用	可以重复利用
价格	1～3元/个	11～13元/个

蓝冰 vs 冰袋

蓝冰是一种无毒、可重复使用的冷冻介质。如果只需保冷5～8小时，那么就不一定要选择蓝冰，2～3个冰袋就足够了。如果需要较长时间保冷，还是用冰袋搭配蓝冰效果比较好。冰袋的保冷时间比蓝冰短，一般情况下，1块蓝冰与2个冰袋的保冷时间相当，每次使用时需要提前放入冰箱冷冻10～12小时，适合公司有冰箱，上班路上时间不长的背奶妈妈。

保冷5～8小时
蓝冰：1个
冰袋：2～3个

保冷10～16小时
蓝冰：2个
冰袋：4～6个

保冷24小时
蓝冰：3个
冰袋：8～12个

如何选择蓝冰

蓝冰，俗称环保水，是一种高分子蓄冷剂，无毒、无腐蚀性，可重复使用。市售的蓝冰分多种，下面简单介绍一些蓝冰的不同种类和特点，大家可以根据以下信息选择适合自己的蓝冰。

种类		特点
硬冰	波浪水	可以卡住1～2个储奶瓶，让其更稳固，但是不能卡住多个储奶瓶
	直板冰	相对比较灵活，对储奶瓶的数量没有过多的限制
软冰	小冰袋	体积小，使用方便，可以作为硬冰的补充
	折叠冰	节省空间，形状多变，可以环绕奶瓶进行包裹，但是必须在单位有冷冻和冷藏功能都齐全的冰箱时才适合使用

可乐妈经验谈

冰袋+蓝冰是新鲜母乳的守护者

为了保证可乐喝到新鲜的母乳，我每次吸好母乳都是第一时间放在公司的冰箱里，如果家里冷藏的奶够喝一天，我通常就放公司冰箱冷冻，下班后用冰袋+蓝冰带回家。但是有一次，公司的冰箱坏了，幸好早上上班临出门时多带了一份冰袋+蓝冰，全天都用冰袋+蓝冰保鲜，这样在措手不及的状况下依然能保证可乐有新鲜的母乳喝。

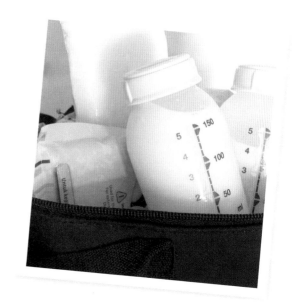

积极应对上班后奶水减少

很多背奶妈妈比较苦恼的是，上班后母乳一天比一天少，甚至没有。

奶水为什么会越挤越少

刚开始背奶的时候，能挤出的奶量不多，有的妈妈慢慢就失去了信心，从而影响奶水的分泌 。或者有的单位挤奶环境不好，妈妈只能偷偷在卫生间、会议室或工位上挤奶，随时可能遭遇尴尬，心情受到影响也导致产奶量变少。

让奶水越挤越多的 4 个要点

和开奶时要让宝宝勤吸吮一样，背奶妈妈要想维持母乳量，最好的办法就是上班时勤用吸奶器吸奶或用手挤奶，下班后及周末在家多亲喂宝宝。

应学会用平常心对待自己在公司的挤奶行为，拿出"我当妈我挤奶喂我宝宝怎么了"的心态，会让自己变得更坦然，心情也更愉快、放松。

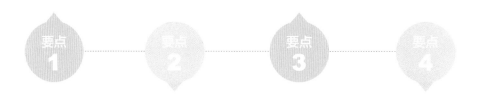

要点 1　要点 2　要点 3　要点 4

夜里必须坚持挤奶一次，因为夜里的泌乳素分泌较多，而且宝宝吃奶的间隔时间相对较长，甚至有些宝宝整夜都不吃奶了，及时挤奶排空乳房，既能给宝宝多储存一些母乳 ，也有助于刺激乳房泌乳、维持奶量。

保证充分的休息，同时注意多吃催奶食物。

正确挤奶让背奶省心又省力

正确使用吸奶器

　　吸奶器使用起来很方便，是挤奶不可缺少的帮手，还可以在妈妈上班、宝宝没法吃奶时吸奶并储存起来。妈妈刚开始使用时，可能会手忙脚乱，吸不出多少，但不要气馁，可以在还没有上班的时候在家里多试几次，等熟练了就会从容许多。下面介绍一下如何正确、高效地使用吸奶器。

1 每次吸奶前，不管是手动吸奶器还是电动吸奶器，都要将除了把手以外的每一个零件拆下来煮沸消毒，消毒时要用大锅，水要多放些，一定要足够浸没所有的吸奶器零件，消毒时间2～3分钟。

2 用熏蒸过的毛巾温暖乳房，并进行按摩，刺激乳头。

3 吸奶器位置要放正，调节好吸力，以感到自己舒适为宜。

4 吸奶器按在乳房上时不要太过用力，轻轻放在上面就好了，不要频繁按压，而要轻轻慢按，产生负压后奶水会自然流出。

5 吸奶时间要根据自身情况来定，一般控制在20～30分钟，时间不要过长，吸累了可以先休息一会儿再吸。如果吸奶时感觉乳房或乳头有疼痛感，要立即停止。

6 吸完奶后，要及时清洗和消毒吸奶器。

可乐妈经验谈

吸奶器用后送亲友，多次利用

　　电动吸奶器价格相对比较高，也只是短时间使用，不超过2年，用完搁置起来十分浪费。吸奶器主体是机械结构，不会与乳汁接触，而且与乳汁接触的部位可以更换，也不存在污染之说。因此，我用完的吸奶器送给了快要生的朋友，既能二次利用，也可拉近感情，何乐而不为？

吸奶器没电了，试试五爪法

吸奶器电池没电了、忘带吸奶器了……奶胀的背奶妈妈顿时束手无策，别急，试试下面的五爪法，就可以轻松完成挤奶。

基本姿势

洗净双手，找个舒适的姿势坐下，身体略向前倾，一手拿着奶瓶，瓶口对着乳头，另一只手的拇指放在乳头上方的乳晕处或者乳晕和乳房交接处，食指放在乳头下方的乳晕处或者乳晕和乳房的交接处，拇指和食指呈"C"形，其余三指轻轻托住乳房。

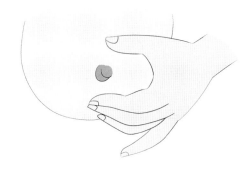

拇指和食指稍用力，其余三指轻托乳房。

刺激奶阵

用手挤奶之前，先刺激奶阵，能提高挤奶的效率。刺激奶阵的方法有很多种，其目的都是放松乳房，然后以较高的频率刺激乳头。
微微俯下身，整个手掌按摩乳房，让乳房放松，乳头变柔软，然后开始刺激乳头。除了第55页介绍的方法外，还可以"按电铃法"和"捻搓法"这两种方法交替进行，等到感觉乳房发胀，就表示奶阵来了。
按电铃法：像按电铃一样，快速、高频率地轻按乳头。
捻搓法：用拇指和食指来回捻搓乳头，同时闭上眼睛，想象宝宝此时正在吸奶。

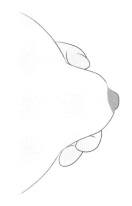

刺激乳头前，可先按摩乳晕部分。

正式挤奶

等奶阵到来后，回到基本姿势，然后用拇指、食指向胸壁方向挤压，挤压时手指一定要固定，不能在皮肤上滑动。托住乳房的三指可以辅助按摩，轻轻捏挤乳房。

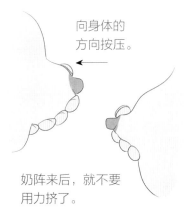

向身体的方向按压。

奶阵来后，就不要用力挤了。

两侧轮流挤奶

只"认准"一边乳房长时间挤奶，很容易对乳腺造成损伤，因此要两边轮流着挤奶。挤奶时大多数妈妈每边可以刺激出一两个奶阵。

每天喂奶时间要与妈妈的
上班时间相匹配

试着提前 20 分钟起床

定个闹钟，提前 20 分钟把自己叫醒，用这个时间给宝宝喂奶，喂奶后妈妈可以从容地吃个早餐，准备好一天的东西，然后再出门。

回家后及时喂宝宝顺便陪伴他

回家后的 30 分钟，妈妈可以好好坐着或躺下来喂宝宝母乳并陪他玩，这样妈妈和宝宝都会比较放松、愉快。

利用好 1 小时哺喂福利

法律规定，用人单位应当在每天的劳动时间内为哺乳期女职工安排 1 小时的哺乳时间；女职工生育多胞胎的，每多哺乳 1 个婴儿每天增加 1 小时哺乳时间。妈妈可以好好利用这 1 小时的时间，单位离家近的可以选择白天回家一趟，单位离家远的可以选择提前下班。

可乐妈经验谈

早上该喂奶了，我是这样唤醒宝宝的

到了早上的喂奶时间，就要把可乐叫醒。让可乐尽量晚上能够一觉到天亮，而不是白天睡觉、晚上哭闹。我的做法是，喂奶时间快到时，就把可乐的房门打开，进去把窗帘拉开，让他慢慢醒过来。如果喂奶时间到了，可乐还在睡觉，我会把他抱起来，交给喜欢他的人抱一抱，比如爸爸或爷爷奶奶，请他们轻轻地叫醒可乐。他们会轻声跟可乐说话，亲亲他，让可乐慢慢地醒过来。

上班期间隔多久挤一次奶

上班后，妈妈只能利用工作间隙吸出母乳并储存起来，中午、晚上背回家给宝宝当下午或第二天的"口粮"。

挤奶时间与宝宝在家喝奶时间一致

宝宝在家每隔多长时间喝奶一次，妈妈在单位就可以间隔相应的时间挤奶一次。在条件允许的情况下，假日的时间可以全部亲喂，这种刺激会产生更多的母乳，妈妈星期一上班时会稍有涨奶的感觉，不过这样更有利于挤奶。

需要指出的是，如果妈妈感觉涨奶了，不管有没有到时间，都有必要挤一次奶，可以根据自己的情况决定挤空还是挤出部分。如果涨奶的时间正好是公司开会等，建议妈妈提前跟领导沟通。

如果宝宝刚出生不久且喂食比较频繁，那么妈妈的挤奶次数就要增多，才不会有涨奶的痛苦或者出现漏奶。

妈妈要做好心理准备，上班后需要在工作休息时间或午餐时在隐秘场所挤奶，私人的办公室、储藏室或者公司专设的母乳喂养室等都是不错的挤奶场所。如公司不具备这样的场所，妈妈可以穿两截式的哺乳衣，并准备一条大披巾，做好遮挡后在工位上挤奶。

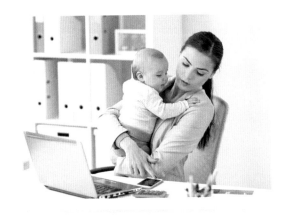

职场妈妈千万不要因为陪宝宝的时间少而心生内疚，与宝宝在一起的每一刻都是弥足珍贵的。职场妈妈不要盲目追求完美，尽力做好就行。

金牌月嫂培训师支招

设置挤奶闹钟

上班后，如果没有涨奶，很多妈妈会忘记挤奶，不妨给自己设置一个闹钟提醒，以便到点能记起挤奶这件大事。

找一个合适的地方吸奶

让背奶族妈妈头疼的是吸奶的场所。不少背奶妈妈特别羡慕国外的公司会给职场妈妈设置专门的哺乳室，让妈妈在私密的空间来吸奶。目前国内的公司大部分没有这个条件，所以我们要尽可能帮自己创造一个更好的吸奶空间。

吸奶场所的选择

1 在卫生间吸奶是很多背奶妈妈不得已的选择。如果只能在这里吸奶，背奶妈妈可以把椅子搬进去，既可以放吸奶用的各种工具，也可以坐着吸奶。但要避开如厕高峰，以免妈妈产生焦急心理，影响乳汁分泌。

2 如果公司有会议室，妈妈可以和领导沟通一下，在不开会的时候占用一下会议室吸奶。

3 茶水间或会客室都可以作为不错的吸奶室，背奶妈妈要学会见缝插针地使用。

在使用会议室、茶水间或会客室吸奶时，妈妈最好在门上挂上"临时哺乳室"的牌子，避免不知情的人闯入而产生尴尬。

如何回答男同事的尴尬提问

在单位挤奶、洗奶瓶和吸奶器都有可能碰到男同事，当他们问包里是什么东西、你在干什么等问题时，很多职场妈妈都会感觉尴尬，不知道如何应答。

如果不好意思正面回答，可以选择比较委婉的方式告诉他"这是我家宝宝的午饭""我在给宝宝准备午饭"。相信他们就能听明白了，彼此也不会太尴尬。其实，背奶是一件光明正大又意义深远的事情，妈妈不用尴尬，相反应该感到自豪。职场妈妈应该让同事知道自己在背奶，在需要帮助的时候，大胆开口，相信大部分人还是能够理解妈妈的这份坚持和伟大的。

上班时漏奶巧化解

对于职场妈妈来说，如果奶水丰沛，那么漏奶就是比较常见的事情，但办公室这种公众场合，一旦漏奶比较尴尬，要怎么处理呢？

双手抱胸对乳房施压

漏奶一般发生在奶阵来时，所以漏奶之前妈妈一般会提前感觉到，当乳房一阵阵发紧发胀的时候，妈妈就要意识到要漏奶了。此时，可以双手抱胸，让手臂向乳头施压，压1～2分钟后，奶阵压力减小，就不会漏奶了。但这种方法不宜常用，以免影响正常泌乳。

挤出部分奶水

可以抽空找个安全隐蔽的地方挤出一点奶水，只需要稍微挤几下，就会缓解乳房饱满的感觉，漏奶也会停止。挤出部分奶水有个好处，就是能提醒大脑，不需要那么多奶水，促使泌乳量自动调节到适宜的程度，这样，漏奶的次数也会自然而然地减少。

使用防溢乳垫

妈妈可以备一些防溢乳垫，根据个人喜好选择一次性或重复使用的，垫在哺乳内衣里，一旦湿了就换新的，能预防奶水渗到外衣上。这种方式也是最常见、最便捷的。

宝石妈经验谈

选择合适的防溢乳垫

皮肤较为敏感的妈妈最好选用棉质的乳垫，可预防皮肤过敏或乳头感染；上班族或经常外出的妈妈可选用无纺布材料的一次性乳垫；乳汁溢出特别严重的妈妈，可选用拉绒面料的乳垫，能吸收更多的乳汁；全职妈妈可以选择能重复使用的可洗型乳垫，舒适又实惠。

母乳冷冻或冷藏后，
营养会打折扣吗

会有一定流失，但仍优于配方奶

母乳是宝宝最好的食物，经过冷藏或冷冻的母乳就没有营养了吗？事实并不是这样。虽然冷冻会造成母乳营养的流失，使一些免疫成分失去活性，但即使这样也比配方奶有营养，因为母乳中所含的多种营养物质是人工无法合成的，宝宝吃了之后仍然可以增强抵抗力。

此外，母乳在 25℃以下放置 8 小时是安全的，营养成分及保护因子流失极少，在 0 ~ 4℃，母乳中的免疫特性可以维持稳定。

母乳最好冷藏在冰箱的保鲜室内，时间最好不要超过 24 小时。若是放在冰箱冷冻室内，时间最好不要超过 3 个月。

注意冷冻位置的选择

冰冻母乳是母乳保存时间最长的一种方法，但其具体的保存期限与用来保存母乳的冷冻箱有关，密封性良好的冷冻箱保存时间就长些，密封效果差且常开关取物的冷冻箱保存时间就短些。所以在进行母乳冰冻时也要注意冰冻位置的选择。

挤出来的奶如何保存

场所和温度	保存的时间
室温，储存于＜25℃的室温	4小时
冷藏，储存于4℃左右的冰箱内	48小时
冷藏，储存于4℃左右的冰箱内（经常开关冰箱门）	24小时
冷冻，温度保持在-18～-15℃	3个月
低温冷冻（-20℃），且封闭良好，不经常开关的储柜	6个月

正确储存，让母乳保持新鲜

1 收集和储存母乳时用到的所有工具都必须清洗干净并消毒。可以先用清水刷洗，再用热水洗一遍，最后用清水冲洗干净。热水水温需达到82℃以上，这样才能起到消毒作用。

2 储奶袋里的母乳不要装满，乳汁遇冷会膨胀，装得太满会撑破袋子。储奶瓶或储奶袋中的母乳量应不超过容器容积的3/4，储奶袋在封口时要挤出里面的空气。

3 最好用90~150毫升的小瓶容器盛装，以免宝宝吃不完浪费。

4 每一份储存的乳汁都要注明当天的日期，日期最早的放在最前面。

5 冷藏母乳要放在冰箱内侧靠近内壁的地方，而不是放在冰箱冷藏室门内侧的储物格上。

金牌月嫂培训师支招

不建议购买他人母乳

现在网上有出售冷冻母乳的，由于很难保证出售母乳的新妈妈的健康状况，母乳挤出和冷冻时是否严格消毒、是否正确储存、是否变质等情况都很难控制，因此不建议购买。

宝石妈经验谈

争取家人的支持

宝石爸爸一直都支持我边工作边哺乳，下班后总是把家里的各种琐事承包了，给我和宝石一段安静不受打扰的"重聚时间"，这样我才能坚持母乳喂养到宝石2岁多。职场妈妈获得家人的支持特别重要，这样才能有更多的时间在家哺乳或是得到充分的休息。

正确复温，不浪费每一滴母乳

推荐 3 种复温方法

隔水烫热法

如果是冷藏母乳，可以把盛有母乳的容器放在温热的水里浸泡，使母乳吸收水里的热量而逐渐温热。浸泡时，要时不时地晃动容器使母乳受热均匀。冷冻的母乳在解冻时，可先放入冷藏室自然化冻，然后再隔水加热至适宜温度。

温奶器加热

温奶器又称暖奶器或热奶器。使用的时候可以将冷藏或冷冻的盛有母乳的容器放入后加水，以水面的高度低于温奶器端口约 2 厘米为宜。调节旋钮，选择需要的温度（一般应设定为 40℃）。数分钟后，指示灯灭，表示水温已达到要求，因为容器的阻隔，容器内的母乳要过 1～2 分钟才能达到瓶外的水温。

恒温调奶器

目前市场上的恒温调奶器都有全程微电脑智能控制，一键式轻松操作，精准控温，随时显示实际水温。具体操作方法如下：

1 将玻璃壶清洗干净，注入解冻过的母乳，量不超过调奶器的最高水位，将玻璃壶底部擦干，平稳放到发热盘上。使用前拿掉防震纸垫。

2 通电源，将温控开关打开，此时电源指示灯亮，则将温控开关直接调至 40℃保温位置，调奶器会自动降温或加热升温。

3 当母乳温度加热到适合宝宝饮用的温度时，降温或加热自动停止并保持恒温状态，同时壶底的感温贴片中部将显示绿色"OK"字样，表示可以饮用了。

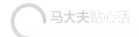

马大夫贴心话

别用微波炉加热

如果直接用微波炉或炉火加热，会破坏母乳中的营养成分，如免疫球蛋白、维生素C，并且受热不均匀。

从冷冻到冷藏、解冻到加温，注意细节营养不流失

1 前一天晚上将第二天需要的母乳从冷冻室移至冷藏室，大概需要12小时解冻。

2 解冻好的母乳要在24小时内吃掉。解冻、加热过的母乳不可再次冷冻。

3 冷藏的母乳或是冷冻母乳解冻后隔水加热，水温不宜超过50℃，直至母乳完全解冻，回温到适宜哺喂的温度即可。

4 不要煮沸加热，温度过高会破坏母乳内的活性物质、抗体和维生素C等营养成分。

金牌月嫂培训师支招

背奶妈妈的饮食原则

1. 食物种类多样化。比如午餐吃了牛肉面，晚餐就别吃同属面食的榨菜肉丝面了，可以选择燕麦粥、红薯、蒜薹炒肉丝等不同类型的食物当晚餐。根据自己当天的工作情况，灵活调整自己各餐的进食量，以保证总热量摄入能满足当天所需。

2. 如果工作餐比较单调，尽量把能在家里解决的早餐和晚餐吃得更丰富一些，以满足一天的营养需求。

3. 精心挑选零食。可以带些方便携带又营养下奶的食物，在两餐之间食用，如坚果、牛奶、酸奶、新鲜水果、全麦面包或饼干等。

4. 上班族吃饭有时候没有规律，如果实在无法保证就餐时间，可以用保温杯带上营养汤，在工作时当茶饮，既不耽误工作，又能垫肚子。但这种情况不能经常有，否则会影响正餐食欲，对休息和下奶不利。

夏天高温，怎样让宝宝喝到更新鲜的母乳

高温对背奶妈妈来说是一个考验，为了让宝宝得到最丰富的营养，妈妈需要掌握一些诀窍。

夏天背奶要注意什么

1 奶具一定要勤消毒，乳汁挤出来后，要马上放入冰箱或背奶包中。

2 由于冰袋等制冷用品在高温的夏季容易融化，因此妈妈要记得，下班别在外面逗留太长时间。

如果挤奶的地方没有空调

挤奶的时候会让妈妈感觉更热，如果在没有空调的地方挤奶，除了挤奶体验特别不好之外，汗水还有可能滴到奶瓶里污染奶水。建议妈妈可以自带一个小电风扇，有助于挤奶时散热。

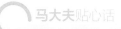

马大夫贴心话

夏季哺乳妈妈的饮食

夏天食物容易腐坏变质，哺乳妈妈一定要注意饮食，避免吃不卫生的食物，以免引起腹泻，进而影响奶水质量。

可乐妈经验谈

先喝冷藏的、日期短的备用奶

上班后，如果我在家休息的话，基本上都会亲喂可乐，通常不给他喝储存的奶了。如果不在家的话，我就会告诉家人，一定优先选择喝冷藏的，后喝冷冻的，先选择日期最近的，后选长时间储存的。放置袋装的母乳入冰箱时，最好如超市理货员一样来放置，喂宝宝吃时拿出来就方便多了。因为，每天都会有新的储存奶加入冰箱，这样做可以保证宝宝喝到的是相对最新鲜的储存奶。

让母乳与辅食和平共处

宝宝第 7 个月了，该添加辅食了，那么母乳要减量或断掉吗？宝宝只吃母乳不吃辅食怎么办？新妈妈不要着急，下面的内容帮你解决宝宝的吃奶和辅食问题。

辅食添加看宝宝

根据《中国居民膳食指南（2016）》，满 6 个月的宝宝可在母乳喂养的基础上添加辅食了。每个宝宝的成长水平不一样，家长不能要求宝宝跟其他同龄宝宝完全一样，应观察自家宝宝的生长规律，如果宝宝发出以下 4 个信号，说明可以添加辅食了。

比出生时的体重增加一倍。

挺舌反射（把除液体外的东西喂给宝宝，他会用舌头顶出来）消失，能顺利吞咽食物，具备吞咽能力。

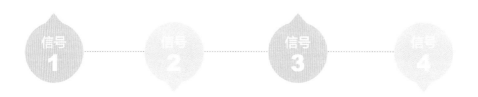

当宝宝坐着时，头部能保持垂直，脖子能够直立。

对他人吃饭表现出极大的兴趣。当食物接近时，会张大嘴巴迎接。

不要把辅食当成"离乳食品"

　　纯母乳喂养的宝宝到第 7 个月就可以添加辅食了。有的妈妈乳汁分泌量很大，即使到了第 7 个月，也够宝宝吃，能不能先不添加辅食呢？其实，这个阶段添加辅食，除了补充营养外，主要是刺激宝宝吃乳类以外食物的欲望，为宝宝出牙后吃固体食物做准备。另外，添加辅食可锻炼宝宝的吞咽能力，促进咀嚼肌的发育。不过辅食添加要适当，否则会导致宝宝营养摄入不足，得不偿失。

　　但别把辅食当成"离乳食品"，并将母乳取而代之！1 岁之前，母乳或配方奶仍然是宝宝最主要的食物。

添加辅食并不是给宝宝减母乳

　　母乳仍然是宝宝最佳的食物来源。对于健康、足月的宝宝来说，如果妈妈从自己所吃的食物中摄取到丰富的营养，产生的乳汁就能供应宝宝所需的全部营养，即便是宝宝 6 个月仍然以母乳为主要食物，也不会影响宝宝的营养吸收和健康发育。

　　添加辅食初期，妈妈可以早晨的两顿奶之间给宝宝喂一次辅食，从每天一勺糊状食物开始，以后逐渐增加。但是，不要给宝宝减母乳。第 7 个月的宝宝吃奶和辅食的比例是 9 : 1，宝宝第 10 个月时，吃奶和固体食物的比例才能达到 1 : 1。所以，在刚添加辅食时，还要以母乳喂养为主。

马大夫贴心话

别过早添加辅食的原因

1. 因辅食的添加减少了母乳的摄入，难以保证婴儿的营养需要。
2. 因给予的辅食过稀而导致营养摄入不足。
3. 因缺乏母乳中的保护因子而增加患病风险。
4. 因辅食加工存在被污染的风险。
5. 因辅食难以消化而增加腹泻、便秘等。
6. 因婴儿不能很好地消化吸收辅食，而增加过敏性疾病的风险。

宝石妈经验谈

在合适的时间喂宝宝辅食

　　第一次添加辅食，建议选在宝宝心情和状态都不错的时候。可以先给他喂一点奶，让他没那么饿。然后用小勺喂一点辅食（半勺，甚至更少的量），最后视情况再给他喂点奶，保证他能吃饱。

辅食添加有讲究

每个宝宝的发育情况不同，每个家庭的饮食习惯也有很大的差异，所以给宝宝添加辅食的种类、数量也有所不同。但总体来说，宝宝辅食添加应该遵循以下原则：

适时添加

过早给宝宝添加辅食，会导致宝宝腹泻、呕吐，伤及娇嫩的脾胃；过晚给宝宝添加辅食，会造成宝宝营养不良，甚至拒绝辅食。所以，根据宝宝的身体情况，适时添加辅食非常重要。

兴趣培养为主

要从宝宝易吸收、接受的辅食开始添加，一种一种添加。逐渐适应，不要一开始就让宝宝失去尝试新鲜食物的兴趣。

尊重宝宝的口味

宝宝有权利选择食物的口味，即便宝宝不吃某种食物，也只是暂时的，要尊重宝宝的个性，尊重宝宝口味的选择，不必强求。

循序渐进原则

辅食添加要由少到多、由稀到稠、由细到粗、由一种到多种，配合宝宝消化、吞咽、咀嚼能力的发育。

患病时停止添加

添加辅食要在宝宝身体健康、心情愉悦时进行，宝宝患病时，不要尝试添加新的辅食。

有不良反应时应暂停

如果宝宝出现了腹泻、呕吐、厌食等情况，应暂停辅食添加，待宝宝消化功能恢复后再重新开始，但数量和种类都要比原来少，然后再慢慢增加。

金牌月嫂培训师支招

灵活掌握供需

辅食添加不要照搬书本，宝宝的实际需求和接受情况比其他人传授的经验更加重要，要根据自己宝宝的具体情况灵活掌握，及时调整辅食的数量和品种。

避免辅食和母乳"打架"

可爱的宝宝们可是千差万别的，尤其是添加了辅食的宝宝们，有的不爱吃辅食，有的太爱吃反而不愿意吃母乳，这可愁坏了妈妈们——怎么添加个辅食就这么多事儿啊？

如果宝宝不喜欢吃辅食

宝宝刚开始接触新东西，有点抗拒是正常的，妈妈也不要心急。喂辅食不像喂奶，宝宝吸吮乳头是天生就会的，而小勺、小碗这些东西，则是需要宝宝慢慢接受的。有的宝宝可能不喜欢辅食的味道，新妈妈可以在每次喂母乳之前先让他舔几下要添加的辅食，让宝宝感受一下味道。

另外，喂辅食的时间也很有讲究，最好比正常喂奶的时间早 1 小时，这样宝宝刚好有点饿了。不要等他饿极了才喂，那时他肯定是吃不进任何辅食的。

如果宝宝不愿意吃母乳

有些宝宝自从添加了辅食，从此就爱上了辅食，对母乳慢慢失去了兴趣。这可能跟辅食的味道比较重有关系，比如说过甜或过咸。实际上，1 岁之前宝宝的辅食根本不需要额外加糖、盐等调味料，因为食物本身的盐分和糖分完全能满足宝宝的身体需要，即便是很少的量，也会增加肾脏负担，对健康不利。

最重要的是，一旦宝宝养成了爱吃甜或爱吃咸的饮食习惯，以后很难改变，不利于良好饮食习惯的养成。

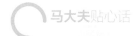
马大夫贴心话

鼓励宝宝自己吃

宝宝用自己的眼睛确认食物，用手抓住后放入嘴里，这是一系列的协调运动，同时也是为今后宝宝自己使用餐具打基础，所以制作一些可用手抓着吃的食物是必须的。宝宝可能会弄脏手或脸，不要在意这些，做好卫生工作就好。

辅食添加四部曲

添加水果

从制作稀烂的水果泥到用勺刮的水果泥；从切块的水果块到整个水果让宝宝自己拿着吃。

添加蔬菜

从稀烂的菜泥到碎菜，再到菜块，最后是完整的菜。

添加谷类

从米糊开始，接下来是稀粥、稠粥、软饭，最后到正常米饭。面食添加有面条、面片、疙瘩汤、饼干、面包、馒头、饼。

添加肉蛋类

从鸡蛋黄开始，到整个鸡蛋、肝泥、虾泥、肉泥、肉碎，最后过渡到虾肉、鱼肉、鸡肉等。

宝宝的第一、二道辅食

宝宝满 6 个月时，从母体获得的铁储备差不多已经用完了，因此要及时为宝宝添加含铁量高的辅食，如强化铁米粉、蛋黄、瘦肉、绿叶菜、木耳、动物肝脏、动物血等。

第一道辅食：含铁量高的婴儿米粉

含铁量高的婴儿米粉是宝宝最佳的第一辅食，含有钙、铁、锌等多种营养素，也是宝宝最早、最容易接受的一种奶以外的食物。宝宝可以从中获得比较均衡的营养，而且胃肠负担也不会过重。目前市售的米粉中均强化了铁，能有效满足宝宝需求。

将 50 毫升温水倒入 2 小匙米粉中，搅匀调成糊状，即可喂给宝宝。喂宝宝米粉时，米粉要黏稠（即为稠米糊状），这样才能补充其所需热量。米粉的黏稠度以用小勺舀起来，倾斜时不会流下来为宜。

第二道辅食：蛋黄泥

添加米粉 5 ~ 7 天后，再开始补充蛋黄。将鸡蛋洗净后放入冷水中煮，等水开后再煮 5 分钟，冷却后取出蛋黄，用小匙将蛋黄切成 4 份，取其中一份，用开水或米汤调成糊状，喂给宝宝。每天喂 1/6 ~ 1/4 个蛋黄。宝宝吃蛋黄后无腹泻、呕吐等不良反应，3 ~ 7 天可考虑增加分量。

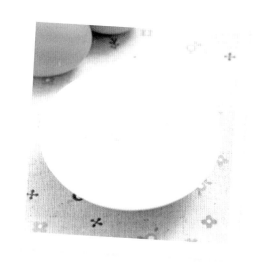

过敏宝宝怎么加辅食

过敏主要是因为宝宝胃肠道发育不完善，对某些食物不能正常吸收、消化，从而引起免疫应激和变态反应。通常引起过敏的食物主要是富含异蛋白质的食物。如果遇到过敏宝宝，在吃的问题上就要注意了。最好的办法是，一直坚持纯母乳喂养到 1 岁，即使要添加食物，每次只吃一种，过几天没有过敏反应了再添加另一种食物。如果有过敏出现，要完全避免接触引起过敏的食物。

容易引起过敏的食物

类别	名称
蛋白质类	鱼、虾、贝类、蛋、豆制品、牛奶、花生等
淀粉类	面粉、种子类食物、蚕豆等
蔬菜类	番茄、蘑菇等
水果类	菠萝、桃、柿子、芒果等

母乳有分层、沉淀，还能喝吗

关键搜索词　冷藏或冷冻奶　发黄 / 分层 / 沉淀　变质

母乳有分层、沉淀物，是正常

一些妈妈发现，母乳放在奶瓶中一段时间之后，就会出现分层现象，奶瓶底下很清、上面飘着一层厚厚的丝絮状的东西，这样的母乳还能喂给宝宝喝吗？这是很多家长心中的疑问。母乳这种分层的现象是正常的，分开的两层，上层是乳脂，下层是乳清，新妈妈不用担心。

一般来说，这种出现分层的母乳在喂给宝宝吃之前，先轻轻摇一下，让蛋白质和脂肪充分混合在一起，宝宝吃起来口感更接近从乳头吮吸出来的母乳。别过度摇晃母乳，因为摇晃时可能会使母乳中的长链脂肪酸链键断掉，从而影响母乳的营养价值。

母乳冷藏后发黄很正常，不是变质

对于背奶妈妈来说，储存母乳是每天必做的任务之一，而冷藏母乳自然是最佳的保存方式。但是，冷藏后的母乳出现了发黄的现象，难道是变质了吗？

谣言	真相
冷藏的母乳发黄就是变质。 母乳发黄，肯定是变质了，不能喝。	**冷藏的母乳发黄并非变质。** 母乳冷藏后发黄不是变质的表现，不会影响宝宝健康。

事实上，母乳冷藏或者冷冻一段时间后会分解，即使储存得当，也会发黄、发蓝、变味、分层，这都是正常现象，并不是变质。此外，出现这些情况的母乳在口感上可能会有所不同，但是营养成分并没有受到太大的影响，依然要优于配方奶，能够促进宝宝健康成长。

如何看母乳是否变质？

变质的母乳虽然也会有分层现象，但是会出现沉淀物，最明显的标志就是肉眼可见奶瓶底部有絮状的沉淀物，这种情况就不要喂给宝宝了，而且装母乳的奶瓶最好彻底清洗干净并消毒，因为变质的母乳中滋生了大量的细菌，清洗消毒不彻底，下次储存母乳时依然会被宝宝吃进嘴里。

变质母乳还有一个特点就是味道不一样，相信很多新妈妈都尝过新鲜母乳的味道。最简单的方法就是倒出几滴母乳在指腹上，然后细细品味，变质的母乳会有种酸酸的味道。

还可以把母乳倒出来，观察乳汁的流动性。变质的母乳会变得更加浓稠，流出来的速度较慢。

问：这边吸奶，那边漏奶怎么办？

马大夫答：一边吸奶一边漏奶的职场妈妈可以用双边吸奶器，同时吸两侧的乳房，这样就不会浪费了。如果不习惯用双边吸奶器，还可以采取如下措施：吸奶前不要过于着急， 保持情绪稳定、放松；佩戴合适的胸罩，并准备防溢乳垫，垫在另一侧的乳房上；还可以买乳头保护罩佩戴，如果发生漏奶，奶水就直接流进了护奶罩中。

问：听说妈妈上班后给宝宝喂奶容易出现"火奶"，是真的吗？

马大夫答："火奶"只是民间的一种说法，没有科学依据。上班后妈妈的压力大，如果再遇上一些棘手的问题，妈妈容易上火，但是这并不影响乳汁的质量。很多患有疾病的妈妈也可以进行母乳喂养，所以不必担心宝宝的健康。背奶妈妈下班路上，由于一直在赶路，身体处于运动状态，到家后应稍事休息再喂奶，而不宜马上喂奶。有时候，宝宝可能饿得等不及了，妈妈可以把奶先挤出来一点，再正常哺喂宝宝。

问：出差一周，要怎么继续背奶啊？

马大夫答：如果客观条件允许，短时间出差还是可以继续背奶的。如果出差地有冰箱，也有足够的储奶瓶，那么就和平时一样储奶吧。如果觉得奶量大，储奶瓶不够用，储奶袋也是不错的选择。如果条件不允许，那就尽量多吸奶排空，不要让乳腺管堵塞，以免影响泌乳量。

问：为什么我家宝宝吃了我冻的奶，大便颜色会有变化，有时还会拉肚子？

马大夫答：如果在挤奶和存储奶的过程中都没有什么问题的话，那么不一定是母乳的问题。有没有可能热奶时间太长，一瓶奶反复热来热去；有没有可能是宝宝吃了其他的食物造成的。坚信你只要按正确的方法储存母乳，母乳不会那么容易坏掉。有时候也可能因储存的是后奶，其含有丰富的脂肪，再次温热喂宝宝后，会有腹泻的现象，这是正常现象。

断奶

有计划地让妈妈宝宝
顺利度过这个坎儿

选择合适的断奶时机

什么是断奶

其实，断奶包含两层意思，即为宝宝添加辅助食品和断母乳。世界卫生组织认为，辅食添加应该从宝宝满 6 个月开始。无论是吃母乳还是配方奶的宝宝，除了正常摄取乳汁外，还应该按月龄逐渐增加各种辅食，满足日渐长大的宝宝对营养的需求，同时也为日后断奶做准备。断奶，是指在逐月添加辅食的基础上，从母乳喂养一点点过渡到完全用母乳以外的食品喂养。

什么时候断奶最合适

宝宝在出生 6 个月内，母乳是最佳的食物来源。但是，随着宝宝的生长发育，4 ～ 6 个月以后，母乳中的营养已经不能完全满足宝宝的生长需要了，此时就必须适当添加辅食。开始添加辅食应少量多次，每次喂 2 ～ 3 勺即可，目的是训练宝宝口腔肌肉和舌头的运动能力，培养宝宝对食物的兴趣。

添加辅食对刚过 4 ～ 6 个月的宝宝来说确实是个不小的变化。刚开始，有的宝宝会拒绝吃辅食，也是可以理解的，这时妈妈千万不要着急，要让宝宝逐步适应。妈妈应该知道，初加辅食的目的不是增加营养，而是让宝宝习惯吃母乳以外的食物，适应不同口感的食物。此阶段，辅食提供的热量应占全部食物热量的 10% 左右。

7 ～ 9 个月的宝宝大多数已经长出牙齿。在粥和烂面条的基础上，可以添加碎菜、肝类等食物，促进牙齿生长，养成咀嚼吞咽的习惯，此阶段辅食提供的热量应占全部食物热量的一半。

1 岁左右宝宝的消化功能进一步完善，辅食提供的热量已经达到全部食物热量的 60% 以上，这时已经具备了给宝宝断母乳的条件。因此，建议妈妈可以在1 ～ 2 岁给宝宝断奶。断奶指的是断母乳，其他奶制品和配方奶仍应根据具体情况满足宝宝的实际需求。

如何科学应对宝宝的
3 个断奶关键期

　　世界卫生组织建议宝宝在前 6 个月最好是纯母乳喂养，满 6 个月后应该添加辅食，母乳喂养应持续到 2 岁及以上。

　　如果因为某些原因不得不断奶，妈妈们要提前做准备。因为断奶期不管是对妈妈还是对宝宝来说，都是一个非常重要的时期，也是个艰难痛苦的过程。一是食物的种类、进食的方式从此要有所改变；二是宝宝和妈妈通过哺乳进行心理沟通的方式要结束。既有生理上的过渡，也需要心理上的适应。不同年龄段宝宝的身体发育情况以及心理特点有所不同，所以不同年龄段宝宝断奶都有各自需要注意的关键点，妈妈们可以参照专家的建议，并根据自家宝宝的情况摸索出适合自己的断奶节奏。

断奶期时长	断奶总原则	断奶态度
一周至一个月，根据宝宝的具体情况，可适当延长断奶的时间。	提前计划，循序渐进，自然过渡，因人而异。	避免急躁，多点耐心，温柔陪伴，多多鼓励。用实际行动让宝宝知道断奶不代表妈妈要离开或不爱宝宝。

0~6个月：如需断奶，先帮宝宝接受配方奶

　　6 个月以内的宝宝，无论是从营养需求还是心理需求来说，我们都不建议这个年龄段断奶。这么大的宝宝完全以奶类食物为营养摄入来源，如果因宝宝或妈妈身体原因而不得不断奶，一定要用最接近母乳的配方奶来及时保障宝宝的营养需求。而且这个阶段的宝宝处于快速生长期，所以妈妈的首要任务是帮助宝宝尽快接受配方奶和奶瓶，直到顺利过渡到全配方奶喂养（即人工喂养）。

这个阶段也是宝宝建立安全感的最初阶段。此时，妈妈的温暖怀抱和细心呵护是宝宝最好的安全感来源。所以妈妈应该多多照顾他们的特殊心理需求。即使不能给宝宝提供母乳，此时也一定尽可能地多抱宝宝、和宝宝说话、进行肢体接触等。

指导方法

1 断奶不是一蹴而就的事情，最好循序渐进地让宝宝接受配方奶。比如从计划断奶开始，先让宝宝熟悉奶瓶，减少亲喂次数，改用奶瓶来喂母乳以锻炼宝宝吸吮奶嘴的能力。等宝宝接受奶瓶后，每天喂一些配方奶，可以在吸出来的母乳中掺些调配好的配方奶喂给宝宝喝，然后配方奶的比例逐渐增加，慢慢地让宝宝习惯配方奶的味道。

2 6个月以内的宝宝接触最频繁的人就是妈妈，因为哺乳，宝宝对妈妈身上的气味会更熟悉，并贪恋妈妈身上的"奶味"，这种宝宝熟悉和令他安心的奶味会加大他接受配方奶的难度。因此，其他家庭成员应代替妈妈照顾宝宝，让他逐渐摆脱对妈妈身上奶味的依恋。

7 ~ 12 个月：引入辅食与断奶有序进行

宝宝第 7 个月，可以开始尝试添加辅食。这个年龄段也是喂宝宝辅食的适应阶段，慢慢地，由液体食物过渡到固体食物。到了 12 个月，随着宝宝肠胃功能的不断发育，辅食的种类和数量也会逐渐增加。除了继续以配方奶来代替母乳，还可以逐渐引入多样化、口感更丰富的辅食来满足宝宝的营养需求。

指导方法

1 这个阶段断奶除了要考虑宝宝对配方奶的接受度，还要考虑宝宝对于固体类辅食的需求。尽量将这两种过渡错开一段时间，避免宝宝同时处于两种煎熬中。比如可以先让宝宝接受配方奶，将辅食添加稍微延后。具体方法可以参考第123~124页"0~6个月：如需断奶，先帮宝宝接受配方奶"的方法。

2 随着宝宝身体活动能力的增强，会消耗更多热量，也更容易有饥饿感，所以可以尽量将宝宝白天的活动安排地更为丰富，当宝宝饿的时候给他提供配方奶或用辅食代替母乳，他会更容易接受。

3 妈妈在做辅食的时候，花点心思，甚至可以通过辅食引导宝宝接受配方奶的味道。比如在制作辅食的时候，用配方奶做配料，帮助宝宝熟悉并接受配方奶的味道。

4 让宝宝尽可能多接触不同口感及质地的食物，有助于形成不挑食的好习惯。饮食习惯越好，对食物接受度越广，宝宝接受配方奶和其他辅食也会更容易。

5 此时，宝宝逐渐能听懂大人说话了，可以通过鼓励和夸奖让宝宝接受辅食。也可以用语言描述辅食的感觉，比如"香香的""甜甜的"，从各方面调动宝宝的兴趣，让他逐渐喜欢辅食。

1～2 岁：宝宝的心理"断奶"更重要

1 岁以上宝宝的饮食结构会发生很大的改变，从之前的以奶为主，要逐渐过渡到像成人一样的一日三餐模式，固体食物的比重会大大增加，而奶量会逐渐减少。1 岁以上的宝宝已经很明白事理了，很多宝宝不愿意断奶更多的是因为对于母乳和妈妈的依恋。所以这个阶段应该多从心理上对其进行疏导。

指导方法

1 断奶准备期继续按时给宝宝添加辅食，宝宝逐渐过渡到可以吃大人的饭了，但还是要软烂一些。逐渐将宝宝的膳食结构变为一日三餐为主，奶为辅，可以适当添加酸奶，既能和平时吃的奶错开口味，又能补充一定的蛋白质和钙，减少母乳喂养量，慢慢过渡到完全断奶。

2 多鼓励和表扬宝宝。也可以通过讲故事的方法来让宝宝接受断奶的事实。比如可以给宝宝讲讲母乳的作用、配方奶的作用以及为什么小朋友要断奶的故事等。即使宝宝很留恋母乳，也不要训斥宝宝，而应多鼓励。

3 给宝宝更多的主导权，也可以让他对吃辅食这件事表现得更积极。如让宝宝自己来决定一次吃辅食的量，用什么颜色的勺子吃辅食等。

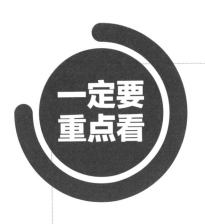

一定要重点看

妈妈宝宝都喜欢的断奶方式——自然断奶

随着辅食的逐步添加，宝宝能吃的东西变多了，并且喜欢吃辅食。宝宝的咀嚼能力也进一步提高，可以不再依靠半流质食物和非常柔软的食物了，经过适当的引导和训练，宝宝吃饭的技巧也明显提升了，有的宝宝可以用勺子进食了。这些都为宝宝完全断奶最好了准备。

慢慢减少宝宝对乳头的依恋

为了以后断奶更顺利，妈妈应从准备给宝宝断奶前 2 ~ 3 个月开始就减少他对乳头的依恋，而不是让宝宝把乳头当成安慰剂。

如果妈妈奶水不是很多，应该在早晨起来、晚餐前、半夜醒来时喂母乳。吃完辅食后，宝宝是不会饿的，即使宝宝有吃奶的需求（妈妈抱着时，头往妈妈怀里钻，用手拽妈妈的衣服等），妈妈也不要让宝宝吸吮乳头。

如果已经没有奶水了，就不要让宝宝继续吸着乳头玩。同时，妈妈要给予宝宝足够的爱和安全感，从而减少宝宝对妈妈和母乳的依赖。

如果没有对乳头的依恋，到了断奶期，宝宝会很自然地顺利断奶，甚至是宝宝自己主动不吃了。

怎样才能自然断奶

不管妈妈选择什么时候给宝宝断奶，都最好采取自然断奶法。采取自然断奶法时应循序渐进，逐渐拉长喂奶间隔，减少喂奶次数，坚持2～3个月后，将剩下的唯一一顿奶断掉。

怎样让宝宝自然断奶呢？具体可以这样做：如果宝宝现在每天要吃5次奶，早起1次，上午1次，下午1次，傍晚1次，睡前1次，那么开始断奶后，就可以尝试改为4次，可先从上午的那一次开始减少，上午的1次改为辅食。经过1～2周的适应，再减去下午1次的奶。之后再减去傍晚1次。

形成习惯的那顿奶，比如早起后、午睡前或晚上睡觉前必须吃的那一顿是比较难断掉的，在断这一顿奶的时候，可以先从改变宝宝的习惯开始，比如早上妈妈早点起床出门，中午让别人带宝宝外出玩耍，让他不能在这个时间吃到奶，慢慢他就会忘记这个习惯。

如果断不了怎么办

可以增加辅食的量，将食物做得更有吸引力一些，转移宝宝的注意力，一般辅食吃得好，宝宝就自然不会去惦记那顿奶了。

如果宝宝实在断不了奶，妈妈再等几个月也不迟。

金牌月嫂培训师支招

断奶要看具体情况

尽管在1～2岁这个时间段，大部分宝宝从身体和心理这两个方面都做好了断奶的准备，但并非必须在这个时间段断掉母乳，有些宝宝需要尽快断奶，有些需要将断奶时间延后，所以是否断奶要看具体情况。

断奶，先从断夜奶开始

延迟睡前最后一顿奶

宝宝在3~4个月以后，已经形成了规律的睡眠习惯，如果宝宝每天晚上10点钟睡觉，那么妈妈可以把最后一顿奶延迟到临睡前。若宝宝在凌晨3~4点醒来要奶吃，先哄他，给他水喝，不要喂奶。有些妈妈担心这样做会饿着宝宝，其实这个担心完全是多余的。如果喂水后还是哭再喂奶，这样就会慢慢延长宝宝的睡眠时间，从而戒掉夜奶。

减少白天的睡眠时间

宝宝白天的睡眠时间减少了，晚上会睡得更踏实、安稳，而且宝宝的睡眠是有周期的，一个周期大约60分钟，如果没有饥饿或尿意，会自动转入下一个睡眠周期。因此，最好减少宝宝白天的睡眠时间，并且适当推迟夜晚入睡的时间，帮助宝宝断掉夜奶。

培养宝宝自主入睡的能力

宝宝自主入睡能力的培养很重要。不管是白天还是晚上，经常不经意间看到宝宝哼哼几声，或是手脚比划几下，有时眼睛还会半睁地四周看看，但不一会儿又安静地睡着了。这其实是宝宝从一个半睡状态进入下一个睡眠周期，也就是宝宝接觉的能力。若在宝宝半睡状态时，家人干扰到了宝宝，那么就不利于宝宝接觉能力的培养，久而久之，宝宝就难以睡整觉了。

睡前填饱小肚子

适当延迟夜间喂养时间，最后一顿稍微多吃一点，保证含有一些固体或是半固体的食物，再加上一定量的母乳，让宝宝不会半夜饿醒。但也不要吃太多，以免加重宝宝肠胃负担。

不着急、不心软

吃夜奶，不仅仅是宝宝自己养成的习惯，也是妈妈迁就的结果。夜里宝宝一哭，妈妈就心软，给宝宝喂奶，宝宝就养成喝夜奶的习惯了，所以妈妈要有决心帮助宝宝改掉吃夜奶的习惯，要循序渐进、温和地坚持。

一定不要强行断奶，宝宝会不适应

断奶过程中，如果准备工作做得充分，宝宝情绪和身体反应就不会那么大；如果硬性给宝宝断奶，宝宝的身体必然要出现不适症状。

爱哭，没有安全感

宝宝爱吃母乳的原因，一是母乳香甜，适合宝宝的口味，是宝宝与生俱来最好的食物。二是宝宝在吃母乳的过程中，充分体验到了躺在妈妈温暖怀抱中的舒适惬意和特有的安全感。母乳喂养对宝宝来说，除了满足身体发育外，还满足了宝宝正常的情感体验。

如果没有一个循序渐进的断奶过程，妈妈事先没有足够的铺垫，硬性断奶，宝宝会因为没有安全感而产生分离焦虑，表现为妈妈一脱离宝宝的视线，宝宝就紧张焦虑，哭着到处寻找。这个时候的宝宝情绪低落，更害怕见陌生人。

体重减轻

强行断奶，使宝宝的情绪受到了打击，加上又不适应母乳之外的食物，对断奶之后的新食物兴趣不大，吃饭时经常会拒吃。这样，就引起宝宝脾胃功能的紊乱，食欲差，每天摄入的营养不能满足宝宝身体正常的需求，以致出现面色发黄、体重减轻的症状。

抵抗力差，易生病

由于爸爸妈妈在断奶之前没有做好充分的准备，没有给宝宝丰富的食物，很多宝宝会因此养成挑食的习惯，比如只喝牛奶、米粥等，不吃肉类、蛋类等，造成食物种类单调，从而影响宝宝的生长发育，造成抵抗力差、爱生病，特别是容易造成缺钙、缺铁等。

给宝宝断奶，最好选在春秋季节

天气不太冷也不太热

断奶以春秋两季为佳，这是因为天气凉爽时宝宝容易接受全辅食喂养。如果秋季遇到小儿腹泻等病时，还可以适当推迟几天，待恢复健康后再考虑断奶。

当宝宝该断奶的时间正好在夏季时，最好稍微推迟到秋凉时。夏季由于天气炎热，宝宝胃口不佳，此时断奶容易发生消化不良、营养摄入不足。

食物丰富选择多

春季和秋季是水果和蔬菜最丰富的季节，也是气候非常宜人的时节，宝宝在这样的时节断奶，比较容易接受辅食喂养。而夏天则是高温潮湿的季节，不但食物容易腐坏，也会影响宝宝的食欲。

便于宝宝户外活动

春秋温度适宜，特别适合户外活动，呼吸新鲜空气。在断奶期间，家人可以有意识地多带宝宝去公园玩耍，接触大自然，多跟别的小朋友一起玩游戏等，减少与妈妈的接触时间，转移宝宝的注意力，但不建议和妈妈完全分离，这样会给宝宝带来心理上的痛苦，不利于断奶的进行。

马大夫贴心话

春秋断奶，便于缓解宝宝身体不适

断奶时，宝宝突然少了母乳这道天然屏障，身体抵抗力难免降低，加之有些宝宝情绪低落，这就造成了一个怪象：断奶生病，小则着凉咳嗽，大则发热腹泻。

春秋两季不冷不热，睡眠也较好，故而断奶安排在春秋季节最适宜，即便宝宝因为断奶而生病，护理起来也相对容易。

金牌月嫂培训师支招

春秋断奶，要考虑宝宝接受辅食的情况

无论月龄多大、季节是否凑巧，都要以宝宝身体适宜断奶为最好的时机。

在宝宝已完全接受辅食且吸收很好的前提下再考虑断奶，因为母乳为宝宝身体发育提供最理想的营养。如果宝宝对辅食的接受度不理想而断了奶，这样不利于宝宝的身体发育，也不利于其心理健康。

哪几种情况不宜断奶

一般来说，决定什么时候给宝宝断奶应注意选择合适的时机，在遇到以下几种情况时，可以推迟给宝宝断奶。

晚上不吃奶就哭闹

如果宝宝长时间晚上哭闹会养成夜啼的坏习惯，如果入睡前给他吃奶他会很快睡着，妈妈可以延后断掉这顿奶的时间。

刚刚换看护人

刚换看护人，宝宝对看护人感觉陌生，一时难以适应，应等宝宝和新的看护人磨合好了再断奶。

宝宝不舒服时

宝宝生病或出牙时情绪烦躁、食欲差，需要更多、更有效的安慰。通常宝宝不舒服的时候总是更想吃奶。母乳喂养对生病的宝宝更有利，妈妈完全可以延后断奶。

环境改变较大时

如果正在搬家、旅行或家里有其他变故的时候，宝宝的情绪起伏会比较大，适应性较差，也不适合断奶，需要等到宝宝完全适应了之后再断奶。

宝石妈经验谈

断奶时，妈妈要放轻松

在准备给宝石断奶时，我专门留出时间，打算用轻松的方法给他断，刚开始他也是拒绝的，我有点小焦虑，但是突然有一天他就自己不吃奶了，把奶成功给断掉了。其实，断奶是个自然的过程，如果宝宝吃奶的时间比你预想的还要长，不要把这件事归结为他还不成熟、缺乏自信或过度依赖你。相反，你可以确定宝宝仍然非常看重吃奶这件事，并从吃奶时的拥抱里获得了安全感与满足感。

添加辅食后，先喂辅食再喂奶

刚开始加辅食时，建议妈妈每次只加 1 小勺，虽然只有 1 小勺辅食，也要安排在宝宝平时某次吃奶的时间，通常是上午那顿奶的时候。先喂辅食，吃完辅食接着喂奶。这时，宝宝吃奶的量可能跟平时没两样，也可能少一点，尊重宝宝自身意愿即可。

满 6 个月添加辅食时，在每次辅食之后接着喂奶，到了 9 ~ 10 个月，辅食可以作为独立的一顿或两顿了，不必再在辅食之后喂奶，另外的 3 ~ 4 顿就是单独喂奶，1 岁内仍要保证奶是宝宝主要的营养来源。

辅食不是吃得越多越好

对妈妈来说，都希望宝宝能吃，并且羡慕能吃的宝宝，所以喂辅食的时候会不自觉地让宝宝多吃，宝宝如果不吃了，妈妈还会诱哄着再吃一点，其实这是个误区，吃得多不见得是好事。

辅食吃得太多，而宝宝的消化能力有限，会增加宝宝的消化负担，而营养吸收却不充分，这是得不偿失的，时间长了，宝宝的消化功能会出问题，可能出现长期消化不良。

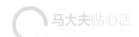
马大夫贴心话

放手让宝宝自己来

吃得乱、吃得慢，几乎是每个宝宝刚开始自己吃饭时常有的情况，是宝宝生长发育自然而然的现象。爸妈不需要焦虑，过多的干预和喂饭反而会让宝宝对自己吃饭有负担，失去自己吃饭的兴趣。要尊重宝宝的自然成长规律，多给宝宝一点时间，放手让宝宝自己吃。干预得越少，宝宝可以独立吃饭的那天就来得越早。

添加辅食后如何应对宝宝不爱吃奶

有些宝宝添加了辅食之后，变得不爱吃奶，可能是因为辅食的味道太好了，从而让宝宝嫌弃了味道平淡、单一的乳类。

预防宝宝不爱吃奶的 2 个方法

宝宝在吃奶的时候，如果周围比较吵闹，或者有吸引他注意的声响，就很容易注意力不集中，导致他更不爱吃奶了，建议不要在客厅里开着电视给宝宝喂奶。

宝宝处于出牙期，很容易牙龈不适，所以需要选择软硬适度、大小合适的奶嘴，避免宝宝吸吮疲劳后不愿意再吸奶。

宝宝不爱吃奶怎么办

如果宝宝不爱吃奶的情况比较严重，几乎完全不吃，妈妈要先给宝宝断掉辅食，让宝宝重新接受吃奶。如果宝宝哭闹不肯吃奶，可将宝宝喜欢的味道掺一点到奶中，比如喜欢果汁，就在奶里滴几滴果汁喂给他吃，以后慢慢减少添加，直到宝宝重新接受纯奶。

宝宝不爱吃奶时，妈妈千万不要图方便直接放弃奶而直接喂辅食，辅食对 1 岁的宝宝来说是尝试，是营养补充，奶类才是主要营养来源。如果单吃辅食，营养很快会跟不上，宝宝会出现生长发育问题。

宝宝刚开始添加辅食，一定要注意量和食材形状，否则会影响宝宝辅食添加的进程。

断奶期间，爸爸应做些什么

多参与到宝宝的生活中，以减少宝宝对妈妈的依赖

在断奶期间，爸爸最好能增加照料宝宝、陪宝宝玩游戏的时间，让他慢慢适应并接受由爸爸喂养的生活方式，减少对妈妈的依赖。如早晨爸爸帮助宝宝起床，带他去吃饭；半夜醒了，爸爸可以哄他入睡。刚开始，宝宝可能会不满意，甚至哭闹，但爸爸要让宝宝知道，爸爸也能很好地照顾他，增强宝宝的安全感和信任感，多尝试几次之后，宝宝就会逐渐适应习惯，顺利度过断奶期。

关心妈妈，帮妈妈调整心态

断奶过程中，宝宝会因不能吃妈妈的奶而产生焦虑情绪，妈妈也会因为失去与宝宝的亲密感而感到失落，甚至会因为断奶导致内分泌失调，引起焦虑、易怒等。此时，爸爸应加倍关心妈妈。有些妈妈断奶时，会对宝宝心怀内疚，总是一味迁就宝宝，这也需要爸爸能理智地帮妈妈处理。如果宝宝因不能吃到母乳而哭闹不休时，让爸爸来哄宝宝，效果可能会更好，还能避免妈妈因内疚而纵容宝宝。

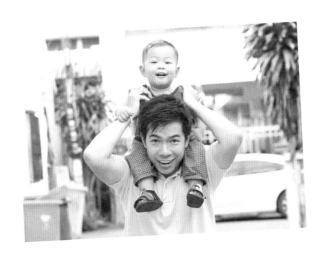

断奶不要反反复复

做了决定就要坚持

很多妈妈给宝宝断奶会有较强烈的内疚感，看到宝宝因为吃不到奶而啼哭，或者不肯吃辅食而挨饿，就不忍心了，于是放弃了断奶。而重新喂母乳的妈妈过段时间会再次尝试断奶，断不掉就继续喂。这样可能会让宝宝经历多次失去、获得的过程，让他更加害怕失去母乳，对下次断奶会更抗拒。

避免用奶来安慰宝宝

其实很多情况下，宝宝对母乳的依恋主要是对妈妈关爱的依恋，事实上，很多妈妈也习惯在宝宝犯困、烦躁、生病、哭闹的时候用奶水安慰他。在断奶的时候，需要打破这种习惯。如在宝宝犯困的时候，将他交给爸爸或其他人，让他跟别人玩，玩累了，让宝宝自然入睡，宝宝哭闹时，用亲吻、拥抱等来安抚，而不是母乳。

下不了断奶的决心怎么办

如果妈妈下不了决心给宝宝断奶，就一直喂到没奶也没关系，不断奶一直喂到没奶，比反复断奶对宝宝的成长更有益。妈妈需要注意，合理增加奶粉和辅食即可。宝宝到了离乳期，就会有一种自然的倾向，不再喜欢吃母乳了。

⟲ 马大夫贴心话

断奶是宝宝成长的必修课，妈妈要坦然面对

断奶的宝宝是幸福的，因为有奶可断。即使有痛苦，但也绝不只是一件悲伤的事情。妈妈自己要调整好心态，坦然地接受断奶。宝宝也会从妈妈的坦然中明白断奶是一件正常的事情。一般而言，不要指望宝宝平静地断奶，理由很简单，想想他内心正在经历的幻灭就可以理解了。妈妈只要耐心等待并继续付出爱就可以了。

断奶必然伴随着回奶

自然断奶的回乳方法

一般哺乳时间已达 10 个月而正常断奶者，可使用自然回乳方法。回乳时，应逐渐减少喂奶次数，缩短喂奶时间，注意少进汤汁及下奶食物，使乳汁分泌逐渐减少，直至全无。

药物断奶的回乳方法

因各种疾病或特殊原因在哺乳时间尚不足 10 个月时断奶，多采用药物回乳；而正常断奶时，如果奶水过多，自然回乳效果不好，也可使用药物回乳。

 麦芽回乳法。取生麦芽 60 克，加冷水浸泡 30 分钟，放入锅中大火煮沸，再用小火煮 20 分钟，滤去药渣，浓缩成 2 杯，分 2 次服，连服 3 ~ 5 日。炒麦芽 60 克，水煎后分次服用，每日 1 剂。

 维生素 B_6 回乳法。妈妈口服维生素 B_6，每日 600 毫克，93% 的妈妈可在 1 周内成功回乳。

 芒硝回乳法。对于泌乳功能建立已超过2周者，可以用芒硝回乳。取芒硝120~250克，薄薄一层装入2个纱布袋，排空乳汁后，敷在两侧乳房上，避开乳头，扎紧，当感觉到湿硬时更换。一般5~6小时更换一次。

宝宝断奶后，喝配方奶还是牛奶

根据断奶月龄来选择

断奶是指断母乳，并非断绝一切乳制品。宝宝断奶后喝配方奶还是纯牛奶，与宝宝断奶时的年龄有很大关系。

1岁前断奶	1岁后断奶
因为胃肠道发育不成熟，不能消化纯牛奶等奶制品，因此可用配方奶代替母乳。	胃肠道功能越发完善，可以消化纯牛奶等食物，首选配方奶，如不接受配方奶，也可逐渐给宝宝尝试纯牛奶。如果宝宝能够接受纯牛奶，且没有出现过敏反应，就可以用纯牛奶来保证宝宝每天应该摄入的奶量了。

注：有些宝宝对牛奶蛋白过敏，不能直接喝牛奶或普通配方奶，这就需要通过特殊配方奶来过渡了。

转换牛奶要谨慎

宝宝1岁以后，辅食应该逐步过渡成正餐，而奶则成了辅食，因此要保证一日三餐均衡，每餐都要有四大营养类食物：

畜肉、禽肉、鱼肉、蛋类	奶及奶制品	蔬菜、水果	谷物（米饭、面包、面条）

每日奶量不过量，最理想的是一天2份奶制品（如果换算成牛奶，大约是400毫升）。宝宝1岁后，奶已经成为辅食，需要逐渐控制奶量，不喧宾夺主。同时，由于牛奶比配方奶含有的蛋白分子更不易消化，过量摄入牛奶会对宝宝的肠胃和肾脏造成负担。

断奶中的宝宝喂养

宝宝在断奶期间，除了定时喝配方奶外，要注意别添加新的辅食，避免引起宝宝的反感。此外，需要坚持下面的几点，让宝宝顺利度过断奶期。

补充营养素别过度

断奶时，有的家长怕宝宝营养不够，容易陷入过度补充营养素的误区。其实这是有害的，宝宝在生长发育阶段，如果过多摄入蛋白质，不仅会增加肝肾负担，还会引起消化不良。如果宝宝大量服用高浓度的鱼肝油，也会出现厌食、昏睡、头痛、皮肤干燥等症状。而且，滥补微量元素，容易造成微量元素在宝宝体内代谢失衡，甚至损伤宝宝的免疫力。因此，家长不要随便给宝宝补充。

合理安排辅食，保证辅食多样化

刚断奶的宝宝每天可进食 6 次，以后可减少到 4 ~ 5 次（包括点心次数），早、中、晚可以和大人同一时间进餐，两餐之间适当添加点心、乳制品、水果等，睡前给 1 次晚点。

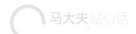

合理安排宝宝的起居

宝宝规律的生活习惯对营养吸收是有促进作用的，因此要合理安排起居，让宝宝养成良好的睡眠习惯、饮食习惯、排便习惯和清洁习惯等。

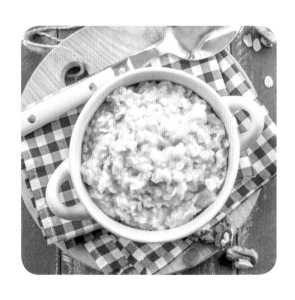

断奶后的宝宝喂养

　　母乳是添加辅食前宝宝最主要的营养来源，当宝宝断奶后，辅食逐渐取代母乳成为营养支柱。那么宝宝断奶后到底怎么吃才能营养又健康呢？

补充膳食纤维预防宝宝断奶后发生便秘

　　断奶后的宝宝，由于饮食习惯和规律的改变，容易出现便秘。妈妈要留心宝宝的排便情况，及时预防宝宝断奶后发生便秘。

　　宝宝的饮食要均衡，五谷杂粮和各种蔬菜水果都应均衡摄入。可以给宝宝一点菜粥，能增加宝宝肠道内的膳食纤维，帮助肠蠕动，促进排便。如宝宝已经出现便秘，则不宜吃柠檬等酸味果品，因为酸味食物多有收敛作用，食用过多不利于排便。此外，还要保证宝宝每天有一定的运动量、补充足够的水，这对预防因断奶发生的便秘有一定好处。

宝宝饿不着，少吃一顿没关系

　　宝宝饿一顿基本没有什么大碍。现在宝宝不吃饭常常是因为饮食过度引起积食和消化不良。宝宝天生就知道选择吃什么和吃多少，这是人类的本能。因此，妈妈不必担心宝宝会饿到，也不用想方设法地将没吃的一顿给补上。有时候，饿一顿反而对宝宝有益，下一餐他会更有胃口。

金牌月嫂培训师支招

不必追求宝宝每一餐营养均衡

　　一岁多的宝宝开始表现出对某种食物的偏好，也许今天吃得很多，明天只吃一点儿。家长不必过于担心，甚至也不必追求每一餐的营养均衡，只要在一周内给宝宝提供尽可能丰富的食物，那么宝宝一般就能够摄入所需的营养。

断奶后，宝宝便秘怎么办

关键搜索词 　润肠食物　辅食　开塞露

宝宝之前一直母乳喂养，断奶后改吃配方奶，肠道不适应，加上奶粉不如母乳好消化，易上火，导致大便干结，形成便秘。另外，断奶后饮食太软或量不够也可能造成大便困难。如果宝宝出现大便量少、干燥，或难以排出，排时有疼痛感，或腹部胀满，或食欲减退等表现时，可能是便秘了。建议参考下面的方法来缓解：

选择含双歧杆菌的配方奶

近年来，有用改善肠道微生物来软化大便的，如用双歧杆菌口服制剂，也有一些奶粉生产商将这类细菌直接加入奶粉中，这种方法的确能使宝宝易于排便，妈妈不妨选购这类奶粉。但益生菌只能是一时之需，而不能作为长期手段。这类配方奶冲调时一定要注意要水温不能过高，过高的水温会使益生菌丧失活性，建议用40℃左右的水来冲调。

增加润肠食物

宝宝便秘时，可适当增加润肠食物。给宝宝做辅食时，除了高营养的蛋类、瘦肉、肝和鱼外，还要增加膳食纤维较多的蔬菜、水果，如菠菜、油菜、白菜、芹菜、香蕉等。大一些的宝宝可以增加一些五谷杂粮，如薯类、玉米、大麦等，坚果、香油等也有助于预防便秘。

使用开塞露

宝宝若数日未解便，大便干结，没有食欲。此时应先用开塞露通便。使用开塞露只是暂时刺激排便，只要使用时没有粗暴地损伤肛门和直肠，不会带来太大伤害。给宝宝使用开塞露应注意以下几点：

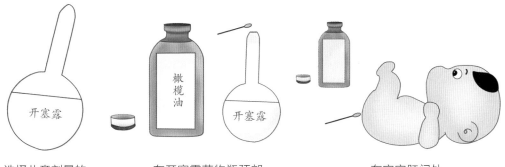

选择儿童剂量的
开塞露。

在开塞露药物瓶颈部
开口处涂些橄榄油。

在宝宝肛门处
涂些橄榄油。

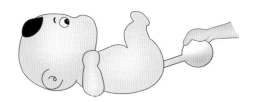

将开塞露缓慢插入肛门到达
开塞露颈部后，挤出药液。

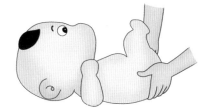

拔掉开塞露颈部后，用手
夹住肛门，保持数秒即可。

巧用清凉油

准备一瓶清凉油，最好是白色的那种。用清凉油在宝宝肚脐周围薄薄地抹一层（一定别多抹了，否则宝宝娇嫩的皮肤受不了），再在肚脐相应的后背也抹一层，稍加按摩，这样过 1 ~ 2 小时，宝宝就开始放屁了，慢慢就会排便了。如果一次没效，可以尝试 2 ~ 3 次。

揉揉肚子防便秘

每天睡觉前帮宝宝揉揉肚子，按顺时针方向轻揉 5 分钟左右，能增强肠胃蠕动，也是一个哄睡的好方法。这样，宝宝每天起床第一件事情就是排大便。但揉肚子不要上下左右随便揉，因为大肠始于右下腹，终于左下腹，如果想把大便往外推，就得把它往出口那头赶，应该顺时针揉。另外，有的疾病禁揉肚子，如肠套叠。

金牌月嫂培训师支招

可以选择乳果糖

生活中有些宝宝比较排斥用开塞露帮助排便，这时可以选择乳果糖。它是人工制成的不吸收的双糖，属于口服剂型，服用后在肠道内不被吸收，但具有双糖的高渗透活性，能使水、电解质保留在肠道而产生高渗效果，从而软化粪便，使其利于排出。由于对肠壁没有刺激性，常用于治疗宝宝慢性功能性便秘。但要遵医嘱，而且任何便秘都不能长期依赖药物。

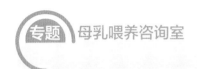

问：有人说月经复潮就该断奶了，是真的吗？

马大夫答：妈妈要记住，不论什么时候恢复月经，都不是给宝宝断奶的理由。一般来说，哺乳时间越长，月经恢复得越晚，但是有的哺乳妈妈产后两三个月就恢复月经了，这也是正常的，不必太在意。

月经来潮时，乳汁中所含蛋白质及脂肪的比例会稍有变化，乳汁量也可能略有减少，但这只是暂时现象，待月经期结束，就会恢复正常。因此，无论是处在月经期还是月经期后，都不用停止母乳喂养。月经复潮和断奶之间没有必然联系。

问：用抹辣椒的方法断奶，可行吗？

马大夫答：采用在乳头上抹辣椒的办法可以达到断奶的目的。但是，这种强制断奶的方法并不科学，容易给宝宝幼小的心灵造成伤害，有的宝宝还会因恐惧而拒绝吃东西，从而影响了身体健康。

同理，在乳头上涂抹苦瓜、牙膏等方法都不科学，建议妈妈和家人还是让宝宝有个适应过程，逐渐减少母乳喂养。1岁后的宝宝已经能够理解大人所说的话了，不妨在断奶前给宝宝做做思想工作，让他明白断奶势在必行。

问：断奶断了10天，还能再喂母乳吗？

马大夫答：一般来说，女性断奶7天后乳汁就会完全停止分泌。不过一些妈妈也会出现断奶后仍有乳汁分泌的情况，这是体内的泌乳机制还没有停止，这种情况下再让宝宝吸吮还是会有奶水的。如果妈妈和宝宝都已经适应了断奶后的生活，建议妈妈还是不要再喂宝宝了，反复断奶对妈妈、宝宝都不好。

夜奶

宝宝睡得香、
妈妈不缺觉的夜奶妙招

掌握这些，给宝宝一个好睡眠

宝宝的睡眠特点

充足的睡眠对宝宝成长非常重要，宝宝越小需要的睡眠时间越多。新生儿没有白天晚上之分，一天可以睡上16～20小时；之后睡眠时间会逐渐缩短，1岁以后，每天睡13～14小时，晚上睡眠时间为11小时。

在宝宝4个月左右，他会慢慢形成昼夜规律，这时宝宝晚上通常可以一次睡足4～5小时，甚至更长时间，请不要叫醒他给他喂奶。

特点 1

特点 2

特点 3

在刚开始的几个月，宝宝夜间可能会频繁醒来，需要喂2～3次夜奶，这是正常现象。

掌握宝宝的睡眠规律

宝宝刚从妈妈的肚子里出来时，还没学会分辨白天和黑夜，所以他的睡眠并不规律，很难预料什么时候会睡。

新生宝宝的胃容量很小，吃母乳后通常只能坚持2～3小时，所以在出生的前1～2个月，必然会经常晚上醒来吃奶。让人欣慰的是，4～6个月后，只要爸爸妈妈能正确引导，大多数宝宝会形成睡眠规律。

同一个房间，让宝宝单独睡小床

　　跟爸爸妈妈在同一个房间睡觉，爸爸妈妈会对宝宝的需求积极响应，能帮助其建立良好的母婴安全依恋关系，对宝宝的心理发育有着积极的影响。但建议分床睡，因为宝宝和爸爸妈妈睡在同一张床上，有可能导致新生儿窒息等，同时也会影响父母的休息。

仰卧着睡

　　让宝宝脸朝上，仰卧着睡觉，能减少婴儿猝死综合征的发生风险，这是比较安全的睡姿。另外，宝宝的床上不要有以下物品：大枕头、毛绒玩具、松软的棉被等，因为这些可能捂住宝宝口鼻，阻碍呼吸。对新生儿来说，铺着床单的硬质床垫、婴儿睡袋是更安全的选择。

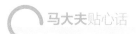 马大夫贴心话

除了仰着睡，还要让宝宝趴着玩

　　仰卧对新生儿很重要，但这并不意味着宝宝应该整天躺在床上。宝宝在醒着时，应在家长的监护下多多练习趴着，这能帮助宝宝锻炼头、颈、肩肌肉力量和控制能力，还能避免宝宝的后脑勺被睡得过于扁平。

不宜摇晃哄睡

　　一些宝宝哭闹不停，妈妈就会抱着摇晃着宝宝让其入睡。其实，这种做法是不对的，因为过分摇晃会让宝宝大脑受到一定的震动，影响脑部的发育，严重的还会使尚未发育完善的大脑与较硬的颅骨相撞，造成颅内出血。所以不宜摇晃哄睡，特别是 10 个月以内的宝宝。

不要让宝宝含着乳头睡觉

宝石妈 经验谈

　　宝宝正处于快速生长期，很容易出现饿的情况，所以夜间会吃两三次奶。但需注意不能让宝宝含着乳头睡觉，否则既会影响宝宝睡眠，难以让宝宝养成良好的吃奶习惯，还容易造成窒息。此外，也容易导致妈妈乳头皲裂。

适当引导大宝为小宝创造合适的睡觉环境

　　当小宝要睡觉时，妈妈要适当引导大宝保持安静的环境，虽然不需要静音，但也不要大声说话、嬉笑，让电视音量过大等，顺便激发大宝对小宝的照顾之心。

吃夜奶，再正常不过了

吃夜奶是宝宝的正常需求，妈妈应尽力满足

母乳容易消化，3个月以内的宝宝半夜醒来吃奶是很正常的现象，对母婴双方都有益，对妈妈来说，能增加产奶量；对宝宝来说，能建立良好的依恋关系和安全感。

3个月以后的宝宝，晚上也需要吃夜奶。但很多时候并不是因为饿了，他可能只是觉得边吃奶边睡觉很舒服。如果白天妈妈和宝宝接触的机会少，宝宝的情感需求没有得到满足，那么晚上吃夜奶对宝宝来说就是一种补偿。

不同的宝宝吃奶的情况是不同的。和人工喂养的按时哺乳不同，母乳喂养的原则是按需喂养。所以，不能规定宝宝几小时吃一次奶，一晚上要吃几次奶。宝宝什么时候愿意吃奶，就喂给他吃。当然夜间频繁喂奶，妈妈会很辛苦，那么就需要选择一种比较省力的哺乳姿势了。

金牌月嫂培训师支招

晚上吃七八次奶，怎么办

妈妈要知道宝宝为什么要吃七八次奶。宝宝晚上醒了并不一定是饿了，要吃奶，还可能是对妈妈情感的需求。较小的宝宝睡眠不沉，容易醒，醒来就找寻乳头，可能是对夜奶有依赖性。妈妈需要让他知道不是只有乳房才能让他入睡，可以轻拍、唱歌或将他抱在怀里安抚；必要的时候，坚持不给他乳头，坚持几天，让他醒来的时候不再期望吃奶。这些需要妈妈根据宝宝的实际情况来判断处理，不能简单粗暴地采用喂奶或不喂奶的方式。

喂夜奶，是坐起来喂还是躺着喂

新生宝宝夜间不宜躺喂

让宝宝和自己面对面侧躺着吃奶可以让妈妈感觉更轻松，但是这种方式不适合新生宝宝和新妈妈。新妈妈由于身体虚弱疲惫，非常容易打瞌睡，而此时的宝宝没有任何移动自己身体的能力，也没有任何提醒妈妈的手段，如果妈妈睡着了，柔软的乳房会堵住宝宝的口鼻，很容易发生窒息，导致悲剧。

所以，在新生儿期，妈妈最好坐起来喂奶，避免这种危险的发生。躺着喂宝宝最好等到3个月时，此时宝宝能自己转头，感到不适的时候也能拍打妈妈或发出喊声提醒妈妈，危险可以及时解除。

剖宫产新妈妈在手术后头几天因为身体原因不得不采取躺喂或半躺喂的哺乳姿势，一定要强迫自己意识清醒，以免发生意外。

保持坐姿喂奶

建议妈妈应该像白天一样坐起来喂奶。喂奶时，光线不要太暗，要能够清晰地看到宝宝皮肤颜色，以便及时发现宝宝吐奶或其他不适表现。

金牌月嫂培训师支招

夜间喂奶最好有人陪护

夜间哺乳时由于妈妈犯困酿成的悲剧并不少，夜间喂奶最好有人陪护。哺乳期妈妈乳房较大，喂奶时一定要注意不要让乳房堵住宝宝的鼻子。夜间最好坐着喂奶，并给宝宝拍嗝，竖着抱一会儿。另外，不要把宝宝包得太严实，或者盖厚重的被子，注意通风。

夜里啼哭不止，不好好吃奶，可能是肠绞痛在作怪

什么是肠绞痛

　　婴儿肠绞痛又称为肠胀气，它并不是一种疾病，而是一种宝宝身体健康但总是哭闹的现象。一般来说，如果 3 个月以内的健康宝宝，每天哭闹至少 3 小时，每周至少哭闹 3 天，就被视为肠绞痛。

　　小宝宝发生肠绞痛的可能性比较大，大约 20% 的宝宝都会发生，无论是男孩还是女孩，是母乳喂养还是配方奶喂养，是足月儿还是早产儿。如果确诊为婴儿肠绞痛，不需要治疗也会慢慢好转的。肠绞痛一般从 2 ~ 4 周开始出现，60% 的宝宝到 4 个月左右就会好转，80% ~ 90% 的宝宝到 6 个月左右都会好转。

肠绞痛是怎么引起的

　　肠绞痛是一种常见的生长发育中的问题，至今并未发现确切的病因，但可能与下列因素有关：

 控制肠壁蠕动的神经发育不成熟导致的。

 宝宝消化酶或消化液分泌不足，或宝宝在哭闹过程中吞入过多空气。

 妈妈的焦虑和烦躁会传染给宝宝，让他们哭闹不止。

 相较配方奶喂养的宝宝，母乳喂养的宝宝肠绞痛的发生率和严重程度明显降低，提示牛奶中的部分蛋白可能会诱发肠绞痛。

大多数宝宝在 4 个月之后会逐渐减少哭闹次数。这也许是因为宝宝的神经系统和胃肠功能逐渐发育健全、对环境或其他刺激因素没有那么敏感了，但真正的原因需要继续研究。

如何分辨肠绞痛

很难安抚

喂奶不是每次都能让宝宝平静下来，即使安抚起了效果，但是哭闹马上又会重新开始。

持续久

宝宝的哭闹持续时间较长，甚至持续1小时以上，尤其在半夜，这种哭闹会让你觉得时间更难熬。

伴随蹬腿

在哭闹的同时，还会伴随不停地蹬腿、打挺。

定时定点

宝宝每天几乎在同一时间段哭闹，好像上了闹钟一样。

9 个方法缓解肠绞痛

喂奶：最容易让宝宝恢复平静，吸吮让他拥有安全感。但要避免过频的哺喂，以免消化不良加重肠绞痛。

使用安抚奶嘴：美国儿科学会建议，6个月内的宝宝使用安抚奶嘴，对缓解肠绞痛有帮助。

换姿势：轻晃宝宝或让宝宝用趴着的姿势玩耍，也能起到一定的镇静效果。趴着对缓解肠绞痛很有好处。

轻揉腹部：妈妈在手上涂一层婴儿润肤霜或婴儿油，按顺时针方向轻轻揉宝宝的小肚子，帮助消化和排气。

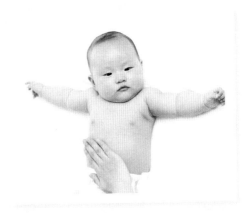

飞机抱：一只手从宝宝两腿中间穿过，手掌轻轻扶住宝宝肋骨以下的胃部；另一只手穿过宝宝外侧的腋下，同时搭起外侧的手臂，以减少宝宝颈部支撑的压力，且手掌护住腰部和臀部，安抚时，轻轻拍打。

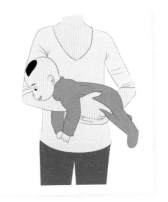

温毛巾热敷肚子：通过热敷肚子促进宝宝肠部蠕动，缓解胀气带来的不适。但注意毛巾温度不宜过高，不要烫伤宝宝。

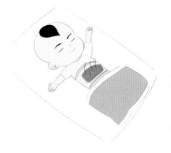

"骑自行车"练习：让宝宝平躺在床上，抬起宝宝的腿，在空中模仿骑自行车的动作，通过让宝宝的大腿一蜷一伸，给肠子做"体操"。

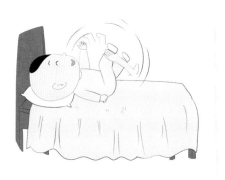

使用褓裸：用小被子将宝宝轻轻包裹起来，让宝宝感觉安全，身体上的不适会慢慢减轻，慢慢安静下来。

A   B   C

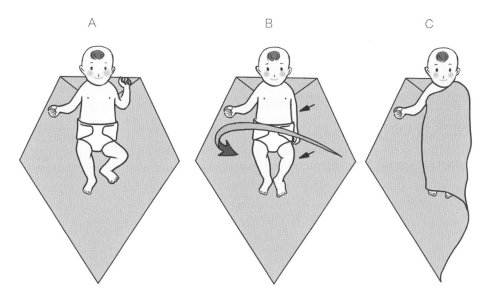

把包单铺在床上成菱形，将顶角折下约15厘米，将宝宝仰面放在包单上，保证头部枕在折叠的位置（图A）。

把包单靠近宝宝左手的一角拉起来，盖在宝宝的身体上，并把边角从宝宝的右手臂内侧掖进宝宝身体后面（图B、C）。

D

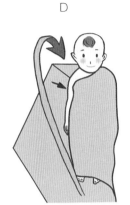

E

F

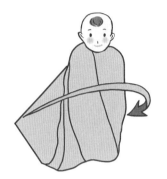

把包单的下角（宝宝脚的方向）向上折起并盖到宝宝的下巴以下（图D）。

把宝宝右臂边的一角拉向身体左侧，并从左侧掖进身体下面（图E、F）。包裹宝宝应以保暖、舒适、宽松、不松包为原则。

用西甲硅油： 如果以上方法都不见效时，建议看医生，遵医嘱可服用1周的西甲硅油来治疗。西甲硅油是一种常见的排气药物。虽然西甲硅油被认为是安全的，但不建议经常使用，除非肠绞痛比较严重。

可乐妈经验谈

我家宝宝侧卧肠绞痛能有所缓解

根据我家宝宝的经验，出现哭闹不止时，轻轻地帮宝宝把身体侧卧(左右侧卧都可以)。因为宝宝太小，需要辅助才能侧卧，不然放开手又会恢复仰卧。也可以将宝宝扶至侧卧时，在他身后垫个枕头，帮助保持侧卧姿势。

关于吃夜奶，不要走进误区

夜间哺乳，让妈妈疲惫不堪，也让妈妈很担心：吃夜奶会不会养成坏习惯？吃夜奶会不会影响宝宝长个儿？其实，对于夜奶的认识，很多妈妈都走进了误区。

吃夜奶是一种坏习惯

正解：每个宝宝都有吃夜奶的习惯，这不是坏事，而是正常的需求。随着年龄的增长，宝宝吃夜奶的次数会慢慢减少，直到完全不吃。

睡前吃米糊就能让宝宝安睡一整夜

正解：吃米糊跟让宝宝睡整夜觉没有必然的联系。而且，6个月以内的宝宝不适宜吃米糊，睡前吃米糊的做法不可取。

吃母乳的宝宝夜奶次数多，麻烦

正解：因为母乳比配方奶容易消化，所以宝宝饿得比较快。但我们并不能因为这样就给宝宝喂配方奶。

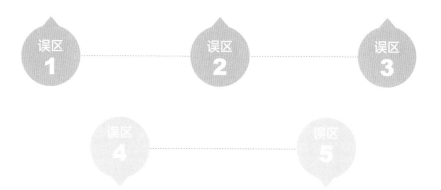

吃夜奶会影响宝宝长个儿

正解：吃夜奶对宝宝长个儿没什么影响。是否能长高个儿跟遗传、营养摄入及体能锻炼有关，为了能使宝宝长高，妈妈应注意营养均衡。宝宝在吃辅食后，注意合理给他添加辅食。

一晚上吃七八次奶，宝宝不正常吧

正解：宝宝有个体差异，一晚吃几次奶都不确定，有的一晚吃2次，有的会吃6次甚至更多。宝宝是否正常，要通过其发育情况、精神状态、大小便次数来判断。

不同阶段的宝宝如何应对夜间哺乳遇到的问题

　　妈妈总是羡慕别人家的宝宝能睡整夜觉，总感觉自己的宝宝不如别人。其实，这是没有可比性的。不同的宝宝有着不同的个性，也有不同的睡眠习惯。同一个宝宝处于不同阶段也会有不一样的睡眠习惯。

新生儿

新生儿对于妈妈的需要是不分白天和黑夜的。所以这个阶段的宝宝，夜里只要有吃奶的需求，妈妈就应当满足他。

出牙期的宝宝

大部分宝宝在4~10个月大时会萌出第一颗乳牙。出牙的不适在夜间更加明显，宝宝频繁醒来很可能是因为疼痛或不适。这时候妈妈就要给宝宝按摩牙床而不是喂奶了。

添加辅食的宝宝

满6个月，宝宝就应该添加辅食了，但是母乳仍然是宝宝的营养来源。加之这个阶段很多妈妈重返职场，与宝宝接触的时间大大减少，宝宝更容易出现日夜颠倒的作息。这是因为宝宝故意把清醒的时间留到晚上和妈妈亲近。你可能会觉得烦，但是，宝宝的一切行为都是有原因的，他并不是真的想和你作对，只是想告诉你："妈妈，我要更多时间和你待在一起。"所以，尽量和宝宝享受亲密无间的夜晚吧！

学步的宝宝

这时候，宝宝白天活动时间会大大增多，很多时候就会忘记吃奶。白天吃得不够，晚上就会频繁要吃奶。这种情况，妈妈可以采取白天按时哺喂的方法，避免宝宝"吃夜宵"。

更大点的宝宝

如果2岁左右的宝宝还在吃夜奶，那他对母乳的需求就不是因为饿了，更多的是情感和心理上的需求，这时候妈妈要果断给他断奶了，不能让他在依赖乳房了。

"EASY" 程序育儿法和 "4S" 哄睡法，帮助宝宝规律作息

"EASY" 程序育儿法

"EASY" 是一组英文词的大写字母缩写：E 是进食 eat，A 是活动 activity，S 是睡觉 sleep，Y 是妈妈自己 you。EASY 程序育儿法，其实就是培养宝宝 "吃 – 玩 – 睡" 这一规律作息节奏。每一轮 "吃 – 玩 – 睡" 就是一个周期。宝宝白天会重复好几轮 "EASY"，直到晚上睡觉。

建议一般情况下，3 个月内的宝宝 3 小时一周期，4 ~ 8 个月的时候 4 小时一周期，到 9 个月的时候 5 小时一周期。

执行 "EASY"，要灵活运用，坚持坚持再坚持

刚开始认真执行的妈妈们，肯定都会盯着作息表。宝宝达到了，开心不已；宝宝没达到，又无比焦虑。要知道，宝宝不是机器人，而且每个宝宝都有自己的特点，没办法完全按照制订的作息表那样精确执行。所以，执行 "EASY" 时，要规律地安排宝宝的作息，但并不是要求掐表来安排宝宝的作息。

"EASY""吃 – 玩 – 睡" 这个节奏并不难实现，难就难在我们是否可以每天都坚持下来。这就跟培养好习惯一样，"一个习惯的养成需要 21 天"，而宝宝养成规律作息的好习惯，时间可能会更长。

"EASY" 程序育儿法的核心是这几件事情的顺序，也就是从第一天开始，当宝宝醒来时，先进食，再让他玩一会儿，接下来是睡觉。宝宝睡觉时，妈妈可以享受自己的美好时光。下面介绍一下 3 小时的 "EASY" 程序。

3 小时"EASY"程序

E：7：00起床喂奶

A：7：30或7:45活动（根据喂奶时间）

S：8：30（1.5小时上午觉）

Y：妈妈自己的时间

E：10：00喂奶

A：10：30或10：45活动

S：11：30（1.5小时午觉）

Y：妈妈自己的时间

E：13：00喂奶

A：13：30或13：45活动

S：14：30（1.5小时下午觉）

Y：妈妈自己的时间

E：16：00喂奶

S：17：00～18：00：小觉（大概40分钟）

E：19：00喂奶（如果宝宝在快速生长期，需要在7点和9点密集喂2次）

A：洗澡

S：19：30睡觉

Y：晚上时间就是妈妈的了

如果宝宝晚上还需要喂夜奶，喂好就让宝宝继续睡，不需要进行"EASY"程序。

"4S"哄睡法

"4S"哄睡法其实就是安抚宝宝的过程，包括睡眠环境布置 seting the stage、裹襁褓 swadding，静坐 sitting，嘘拍 shush-pat method。每次重复同一程序，就是建立睡眠联想条件反射的关键。"4S"哄睡法最好在宝宝出生后就开始实施，越早建立效果越好。"4S"哄睡法的具体步骤是：

1 给宝宝营造一个安静的睡眠环境。

2 裹襁褓，就是用棉布、毛毯等包裹宝宝，可以增强宝宝的安全感，还能保暖，让宝宝睡得安稳。具体裹襁褓的方法可参考第151～152页。

3 静坐，其实就是陪宝宝安静地待会儿，培养他的睡眠情绪。

4 嘘拍法，就是宝宝安静后，抱着他，在他耳边轻轻地嘘嘘发声，同时拍他的后背，等到宝宝有点闭眼睛了，就把他放到小床上，再嘘拍一阵，他就睡了。

6个月后试着戒夜奶

为什么要断夜奶

 如果频繁喂夜奶，很可能导致宝宝睡眠不足，影响大脑和神经系统发育，并影响宝宝的精神状态、食欲、情绪等。

 频繁喂夜奶会影响妈妈的睡眠，如果第二天还要上班，通常就感到疲惫不堪了。如果是哺乳妈妈，睡眠不足还可能影响母乳产量，进一步加重焦虑情绪。

 对于婴幼儿来说，母乳或配方奶是其重要的营养来源，但频繁喂夜奶可能导致龋齿的发生。尤其是奶瓶喂配方奶，可能造成"奶瓶龋"的发生。

 断掉夜奶是为了更好地母乳喂养。如果妈妈晚上能够休息好，亲子关系也能更融洽，也就更容易延长母乳喂养的时间。

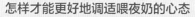

金牌月嫂培训师支招

怎样才能更好地调适喂夜奶的心态

对于喂夜奶，新妈妈首先要放松心情，一旦把一些事情看得太重，反而会更焦虑；第二就是接受它，因为这是宝宝的需要。不要去仇视它，不要跟宝宝站在一个对立面上，吃夜奶对他来讲是非常正常的事，只是对新妈妈来讲有点不方便；第三是寻找对策，要更了解宝宝：他到底有什么需要，我到底能用什么方法来更轻松地喂夜奶；第四是请家人给予支持。现在很多新妈妈已经很辛苦了，但是家人并不支持，还给她施加压力，这对新妈妈而言就是压力上的压力。

6个月是宝宝戒夜奶的好时机

目前来说，对于何时戒夜奶并没有统一的答案。美国儿科学会认为，3个月的宝宝就逐渐开始具备晚上"睡长觉"的能力；6个月以后，多数宝宝已经添加了辅食，可以摄入各种半流质或固体食物，比单纯喝奶要顶饱很多；6个月以后可以开始培养宝宝的睡眠习惯，让他自己学着入睡，有利于宝宝建立良好的进食和睡眠规律。所以，这时可以试着开始断夜奶。到了10个月左右，宝宝应该彻底戒掉吃夜奶的习惯。

马大夫贴心话

安全感越足的孩子，睡得越好

有足够安全感的孩子，睡觉不挑床，困了自然睡，睡眠也踏实，容易进入深睡眠，不会总是睡一会儿就睁开眼睛找妈妈。安全感需要一点点建立起来，不是一件容易的事，但是宝宝的安全感建立起来了，就非常好带。入睡之前，无条件的满足宝宝的一切要求，积极回应每一次的哭喊。别想着宝宝想用声音来控制你，宝宝没你想的那么有心机，他只是需要你。

可乐妈经验谈

戒夜奶也需要循序渐进

随着宝宝的茁壮成长，胃肠功能发育逐渐健全，胃容量逐渐增大，吃奶量逐渐增加，吃奶有了规律性；宝宝脑神经系统逐渐发育健全，慢慢睡眠形成规律性，一般在4个月以后可以选择间接性戒夜奶。甚至有的宝宝即使不戒夜奶，宝宝吃夜奶的次数也会减少的。尤其是宝宝在6个月左右，随着辅食的添加及喂奶的规律性，宝宝吃夜奶的次数就会相对减少，也没有必要刻意给宝宝戒夜奶。

宝宝睡整觉，夜里涨奶怎么办

宝宝能睡整夜觉，妈妈就不会太辛苦了。但是一些妈妈的奶水非常充足，整夜不喂奶的话会涨奶。这时候妈妈要起床把奶水挤出来，或者用吸奶器吸出来，别任由它胀满胀硬。将乳汁挤出来既有利于乳腺管保持通畅，还能促进乳房产生更多的乳汁，当宝宝处于"猛长期"时，妈妈也不用担心乳汁不够了。

妈妈每次哺乳后将乳房排空，就可以保持乳腺管始终畅通。乳汁排空后，乳房内张力就会降低，血液供应才不会受影响，更有利于泌乳。

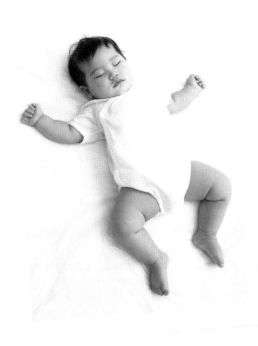

宝石妈经验谈

想让宝宝睡整觉，建立晚间睡前程序是关键

记得宝石 4 个多月的时候，我们就帮他建立晚间睡前程序。那个时候宝石是每晚八点半到九点入睡，所以我们从七点半就开始了他的睡前程序。宝石的睡前程序包括：

七点半左右把他抱上楼，脱光，洗澡，抹油（就是护臀膏），当他从浴室出来后，全家的灯已经都熄灭了，卧室里只有一盏非常暗的小灯。我们会把他放到床上，换好睡衣，开始给他边做全身按摩边轻轻给他唱歌。

完毕之后，开始喂奶，拍嗝，喂奶和拍嗝加起来大概要花半小时。通常这个时候宝石就已经昏昏欲睡了，然后把他包裹起来，继续抱一会儿，等他睡熟之后，就把他放到自己的小床上。

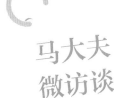

马大夫
微访谈

晚上宝宝一哼唧就要喂吗

关键搜索词 夜奶 频繁 饿了 胃胀气

哼唧情况一 深睡、浅睡的转换期

3个月内的小宝宝睡眠周期较短，深睡眠和浅睡眠经常转换。在转换过程中也会出现哼唧、使劲、哭闹等，就像我们大人，夜里也会伸懒腰、晃动身体。尤其是3个月内的小宝宝，20 ~ 45分钟就转换一次。随着月龄的增大，宝宝这方面的情况会越来越好，睡的时间也越来越长。

哼唧情况二 真的饿了

母乳喂养的早期鼓励无限制地哺乳，而且妈妈可能也会发现，当宝宝哭闹的时候，喂奶是最有效的使他安静的方法。尤其夜里宝宝哼唧，含到乳头后就大口大口地吃，而且脸上会有一丝满足感，这就说明宝宝饿了。如果宝宝喝奶后又睡了，那么这就是很好的解决方法。

哼唧情况三 热了、尿了或者不舒服了

如果喝奶后，宝宝还是不能安静，那么妈妈就不要再执着于一听到哼唧声就用奶水来哄的办法，而是应该仔细观察，寻找其他原因。有时，宝宝感觉太热了、不舒服、尿了等，都会有哼唧的表现。因此妈妈要多留心，学会根据经验判断出宝宝哼唧的真正原因。

比如穿得过多、捂得厚，室内温度偏高，宝宝睡觉时后背出汗，也会造成睡眠质量不高、容易哭闹惊醒等现象。这个时候要用妈妈温热的手摸一摸宝宝的后背，如果确实是出汗了，就要适当减少衣物。也要注意检查纸尿裤，及时更换。

妈妈还要注意的是宝宝腋下、脖子、屁屁、大腿褶皱处是不是红了、淹了，要及时用温水清洗，擦干，涂上爽身粉。

哼唧情况四　想要妈妈的陪伴

宝宝在妈妈腹中很有安全感，但出生后会受到外界环境的各种刺激。加上小宝宝脑神经发育还不够完善，所以需要有一个逐步适应的过程。在适应的过程中，某些成人不会在乎的细微声音，比如窗外的呼呼风声、楼下猫咪的叫声、地板的轻微震动……这些在宝宝的感知世界里都会被放大，并对他们造成影响。

不少妈妈一看到宝宝哼唧、不停翻身，就以为宝宝是饿了、热了、尿湿了等，可是排除这些情况，一离开他又会哼唧，那么可以判断，很可能宝宝只是需要妈妈的陪伴而已，妈妈可以在旁边陪着宝宝，直到宝宝睡着。

哼唧情况五　肠胀气

妈妈如果采取以上措施宝宝还在哭闹，同时伴有用力打挺，小胳膊小腿乱蹬，有时小脸憋得通红或是半夜毫无征兆忽然高声啼哭等情况时，考虑是不是肠胀气。可试试第 149 ~ 152 页的方法缓解。

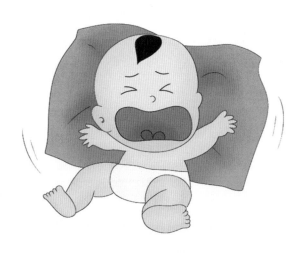

问：吃夜奶会不会让宝宝发生龋齿？

马大夫答：简单来说，龋齿是口腔中细菌分解牙齿表面的钙质引起的，通常饮食中糖分较大会促进细菌分解钙质。研究表明，母乳不会引起龋齿的。因为宝宝在吃奶时，必须含住大部分乳晕，并且大力吸吮才会有乳汁进入口腔后部，因此留在牙齿间的母乳是极少的。需要注意的是，宝宝如果含着乳头睡觉，乳汁中的糖分会腐蚀牙齿，增加发生龋齿的风险。同时，宝宝含乳头睡觉还会增加窒息风险。但配方奶喂养的宝宝则不同，宝宝用奶瓶喝奶，含的奶嘴较浅，留在牙齿间的奶水就比较多，而且配方奶含糖量较高，容易导致龋齿。因此，宝宝从长第一颗牙齿开始，妈妈就应用手指蘸水给宝宝刷牙。

问：吃夜奶会不会影响宝宝的睡眠？

马大夫答：想要宝宝一夜安睡到天亮是不太可能的。研究发现，6个月内的宝宝睡5个小时整觉就算是"睡整夜觉"了。宝宝吃夜奶是茁壮成长的表现，不仅仅是身体的长大 ，还有情感和智力上的成长。只要保证一天内有充足的睡眠时间就可以了，千万不能怕影响宝宝睡眠而不给他喂夜奶。需要注意，如果宝宝夜里经常醒来七八次，或者醒来后很难再次入睡，这在一定程度上还是会影响宝宝睡眠的。

问：宝宝 7 个月了，夜间还要喂一次奶，正常吗？

马大夫答：宝宝3个月以前，需要频繁地吃奶。宝宝对营养的摄取，有相当一部分是在夜间进行的。即使10个月大的宝宝，也有25%的母乳汲取是在夜间进行的，所以7个月大的宝宝吃夜奶很正常。如果夜间五六个小时不喂宝宝的话，妈妈的乳房会因涨奶而肿胀，到了早晨再喂的时候，宝宝会叼不住乳头。而且夜间喂奶次数减少也会导致妈妈的乳汁分泌量下降。妈妈应该根据宝宝的月龄和实际情况，在判断出宝宝是真的需要哺乳时及时喂夜奶，在需要安抚时，通过喂奶外的其他手段给予安抚。

哺乳期常见问题

有效应对，确保宝宝口粮

产后缺乳

普通型缺乳

产后普通型缺乳的原因和表现

产后普通型缺乳是指新妈妈分娩后，乳汁分泌不足或全无。产后缺乳通常是因为新妈妈乳腺发育不良，或是产后失血过多及疲劳过度所致，其最主要的表现是乳房柔软不胀。

如何调理产后普通型缺乳

1 多亲喂，经常让乳房排空，大脑才能下令多产奶。如果妈妈已经上班没办法亲喂，或者宝宝比较大没有那么高的吸吮需求，妈妈可以定时借用吸奶器，增加排空次数，夜间也要注意排空乳房。总之，就是要告诉大脑，需要生产更多的奶水。

2 确保衔乳姿势正确，保持充足的睡眠和休息，能促进乳汁分泌。

3 保持放松的心态，暂时忘记自己是哺乳妈妈，出去逛个街，看场电影，买点喜欢的东西，和老公过一下二人世界，或是做其他能让心情好转的事情。

4 母乳喂养是一场信心战，相信自己有奶。如果妈妈垂头丧气，觉得自己没奶，宝宝一哭就打退堂鼓，真的会影响乳汁分泌。

产后普通型缺乳的饮食指导

 新妈妈在产褥期需要补充大量营养，弥补孕期和分娩的消耗，为分泌乳汁、养育宝宝积蓄热量。建议新妈妈多吃一些能补气血的食物，如鱼、虾、蛋、奶等。

 饮食宜清淡、富有营养且容易消化，不宜食用寒凉或辛热刺激性食物及坚硬、煎炸、肥甘厚腻之品。

哺乳期间多食新鲜蔬菜、水果；多饮汤水（骨头汤、鱼汤、鸡汤等），以促进乳汁的分泌。

 整个哺乳期妈妈的膳食都要保持充足的营养，不能因为坐完月子，立即将饮食改为孕前状态，仍要注意优质蛋白质、钙、铁、锌、维生素C等的补充，以免影响乳汁分泌的质和量。

 不宜过多食用补益之品，以防助邪生热。

按摩这 3 个穴位，改善产后普通型缺乳

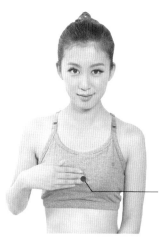

按揉膻中穴

两手搓热，在乳房上涂上橄榄油，中间三指按揉膻中穴1分钟。膻中穴位于胸部两乳头连线的中点，平第四肋间处。

膻中穴

点按云门穴

用拇指指腹着力点按云门穴，每天早晚各按压3~5分钟。当双手叉腰时，在锁骨外端下缘出现一个三角形的凹陷处，即云门穴。

按压乳根穴

用拇指指腹着力按压乳根，每天早晚各按压3~5分钟。乳头直下，乳房的根部即是乳根穴。

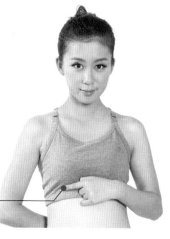

乳根穴

云门穴

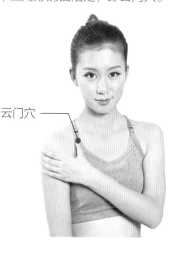

气血虚弱型缺乳

气血虚弱型缺乳的原因和表现

气血虚弱型缺乳是指在生产过程中新妈妈出血过多，或平时身体虚弱，气血生化不足，导致产后乳汁很少，甚至一点都没有。

如果新妈妈乳房柔软，没有胀痛感，面色苍白无华，神情疲倦，吃得又少，则可以判断属于气血虚弱型缺乳。气血虚弱型缺乳的新妈妈要先补气养血，将身体调理好了，乳汁才会源源不断。

如何调理气血虚弱型缺乳

妈妈睡前宜泡脚。泡脚是利用"内病外治、活血化瘀"的原理，使得气血畅通。一般来说，水量要没过小腿，泡脚时最好选择较深的木桶。水温适宜保持在40℃。泡脚过程中要不断加入热水，防止水温下降。

捏脊，培补气血。捏脊的方法很简单，让妈妈俯卧在床上，家人用双手的拇指、食指和中指合作，将新妈妈脊椎两旁的肌肉和皮肤捏起，自尾椎两旁双手交替向上推动，直到大椎穴（低头时，摸到颈后最高突起处，在其下方凹陷处即是大椎穴）两旁，算作捏脊一次，重复捏脊3~5次，到最后一次时，用手指将肌肉提起，放下后再用双手拇指在妈妈脊椎两旁做按摩。

甩手，气血更活跃。具体的动作要领：身体要站直，两脚稍微分开，与肩膀同宽。双脚脚趾向下用力，牢牢抓住地面。同时肛门上提，两臂伸直同方向向后摆动，这个过程要用些力气，然后两臂根据惯性自然摆动。眼睛平视前方，摒弃心中杂念，每次练15分钟。

气血虚弱型缺乳的饮食指导

1 常吃一些可益气养血的食物，食物尽量烹调得细软一些，更有利于身体吸收，比如喝粥，或把肉类做成肉丸食用。

2 常吃些富含铁和维生素C的食物，比如动物内脏、动物血、瘦肉、海带、紫菜、黄豆、菠菜、油菜、番茄、橘子等。

3 脾的主要功能是消化吸收、运输营养物质、统摄血液，如果脾出了问题，不但会导致脾气虚，而且会直接影响其他内脏，导致内脏气虚。所以健脾对补气很重要。可适量多吃一些能益气健脾的食物，如糯米、大米、小米、山药、黄豆、牛肉、鸡肉、香菇、桂圆、红枣、蜂蜜等。

4 不要经常大量食用会耗气的食物，比如生萝卜、空心菜、山楂、胡椒等。

按摩这 3 个穴位，改善气血虚弱型缺乳

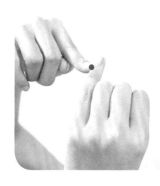

点按少泽穴
用食指指甲点按少泽穴1分钟。伸小指，沿指甲底部与指甲外侧引线交点处即是少泽穴。

掐按足三里穴
用大拇指和食指指腹掐按足三里穴3~5分钟。正坐，屈膝90度，手心对髌骨，手指朝向下，无名指指端处即是足三里穴。

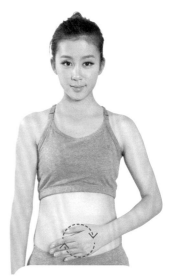

按摩神阙穴
将双手搓热，一只手盖住肚脐，另一只手在其上进行按摩，两只手可交替进行。肚脐的正中央即为神阙穴。

肝郁气滞型缺乳

肝郁气滞型缺乳的原因和表现

肝郁气滞型缺乳是指新妈妈在哺乳期，性格抑郁，或者产后情绪不好，乳腺管不通，使乳汁运行不畅，因此乳汁很少或完全没有乳汁。

肝郁气滞型缺乳主要表现为产后乳汁少、浓稠，或乳汁不下、乳房发胀疼痛、心情忧郁、胸肋胀、没有食欲，或身体微微发热、舌苔薄黄。

如何调理肝郁气滞型缺乳

1 妈妈应积极参加体育锻炼和户外活动，可调适情志、增强体质。

2 当妈妈有不良情绪时应及时宣泄，多听轻松活泼的音乐、多看积极向上的艺术作品，培养开朗豁达的性格。

肝郁气滞型缺乳的饮食指导

 应采用低脂高纤的饮食，能疏肝理气，并促进血液循环。饮食宜清淡，少吃盐和辛辣刺激的食物，多吃谷类、豆类及新鲜蔬果。疏肝理气的食物有：萝卜、洋葱、苦瓜、丝瓜、蘑菇、小麦、荞麦、糯米、大米、小米、甲鱼、海参等。

 少食酸涩收敛的食物，如泡菜、石榴、酸枣、梅子、李子、柠檬等。

 慎吃寒凉生冷的食物，如田螺、海带、紫菜、绿豆、生藕、西瓜、柚子、荸荠、雪梨等。雪糕、冰激凌等更应该杜绝。

金牌月嫂培训师支招

新妈妈肝火旺，想发怒，赶紧按按太冲穴

在人体足厥阴肝经上，太冲穴为重要穴位之一，是肝经的原穴。人生气时，肝也会受到影响，太冲这个肝经的原穴便会显现出一些信号，表现为色泽发生变化、压痛感。气走肝经，而太冲往往调控着该经的总体气血，起到控制情绪的作用。

太冲穴位于足背，大脚趾和第二趾之间两根骨头相交的地方。因为它是肝经的原穴，所以能反映肝经以及肝的一些状况，按摩此穴能调节心情。

按摩这3个穴位，改善肝郁气滞型缺乳

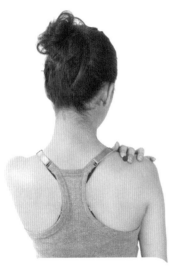

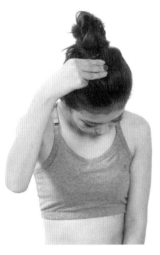

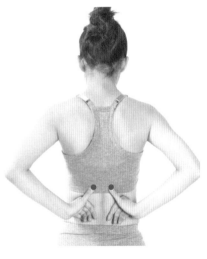

按压肩井穴

用食指和中指按压肩井穴1~3分钟，以有酸胀感为度。双手交抱，掌心向下放在肩上，中间三指放在肩颈交会处，中指指腹所在的位置即是肩井穴。

按摩百会穴

用食指、中指、无名指的指腹按摩头顶百会穴1分钟。将耳廓折叠向前，找到耳尖，两耳尖做一连线，与头顶正中线的交点处即为百会穴。

按压肝腧穴

用双手拇指指腹按压肝腧穴5秒钟后放松，重复5分钟。两侧肩胛骨下缘的连线与脊椎相交处为第七胸椎，往下数2个突起的骨性标志，其棘突之下，旁开2横指处即是肝腧穴。

乳汁淤积

乳汁淤积的原因和表现

乳汁淤积的主要原因是新妈妈没有及时、有效地哺乳，因乳汁分泌过多却没有及时排空，或在乳腺管还没通畅时就大补引起的。新妈妈如果出现了乳汁淤积，乳房会出现肿块，肿块移动度好，表面光滑，肤色不变，按之胀痛，皮肤不热或微热，与肿块对应的乳孔无乳汁排出。乳汁淤积常发生在产后 3 ~ 7 天，或乳房受压后、生气后。如不及时处理，容易诱发急性乳腺炎，适时采取按摩能缓解淤堵疼痛。

如何调理乳汁淤积

1 采取正确的哺乳姿势，妈妈和宝宝必须紧密相贴，即胸贴胸，腹贴腹，宝宝的下巴贴妈妈的乳房。妈妈可采取坐位、侧卧位，让宝宝含住乳头和大部分乳晕，宝宝嘴与乳房含接好，避免妈妈乳头受损。

2 哺乳前，先按摩乳房，并用手指将乳汁挤向乳头处，使乳腺管通畅。

3 哺乳时，先从感受堵塞较重的那一侧乳房开始哺乳，宝宝饥饿时吸吮力最强，对疏通乳腺管有益。

4 仙人掌外敷疗法：将仙人掌去刺，搅成糊状敷在乳房硬肿处，并超过硬肿范围（腋窝处的淋巴结不予外敷），敷好后用纱布覆盖。仙人掌外敷法能消热化瘀，对产后乳汁淤积有益。而且，这种方法对今后的泌乳没有影响。

注：此方法有皮肤过敏的风险。妈妈可在身体其他部位涂少许测试，没问题再敷在乳房硬肿处。

5 将土豆洗净，去皮，削薄片，平敷在有硬块的地方，2 小时换一次，能减轻乳汁淤积。

乳汁淤积的饮食指导

 不要刚生产完就喝催乳汤。因为刚生产完的妈妈身体还很虚弱，过早催乳，宝宝又吃不了那么多，反而会造成乳汁淤积。

 建议有乳汁淤积的新妈妈选择清淡饮食，减少浓汤的摄入，多吃新鲜的蔬菜、水果。

 多吃一些清热散结的食物，如黄花菜、芹菜、丝瓜、苦瓜、油菜、番茄、莲藕、茭白、茼蒿、木耳、海带等。

按摩这 3 个穴位，改善乳汁淤积

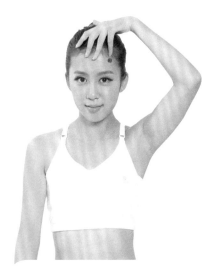

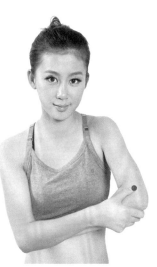

点按曲池穴

用右手拇指尖点按左手曲池穴1分钟，然后换左手拇指点按右手曲池穴1分钟。将手肘内弯约呈直角，用另一只手拇指下压手肘横纹尽处凹陷即是曲池穴。

爪形梳法

从头前额开始，右手五指呈伞形展开，稍用力，从神庭逐渐移至百会，再移至风池，反复做5~8次。

捏揉合谷穴

用食指、拇指夹住合谷穴捏揉，捏揉时缓缓呼气，吸气时手不要动，每侧按揉2~3分钟。将拇指、食指并拢，肌肉隆起的最高点即是合谷穴。

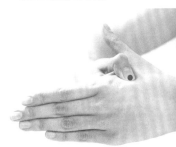

一定要
重点看

急性乳腺炎

急性乳腺炎的原因和表现

急性乳腺炎多见于生产后哺乳的女性，其中以初产妇的发病率最高，常常发生在产后 2～4 周。由于乳汁淤积没得到及时处理，或乳头被宝宝吮破，致使病菌侵入乳腺管，引起乳腺组织的急性化脓性感染。如果炎症得不到治疗，容易形成乳房脓肿。刚开始乳房局部红肿热痛，按之有硬块，时间长了容易化脓溃烂，同时伴有发热、恶寒、头痛等不适。在乳房局部红肿胀痛、按之有硬块时，可用按摩的方法缓解，如果已经发热，需尽快就医。

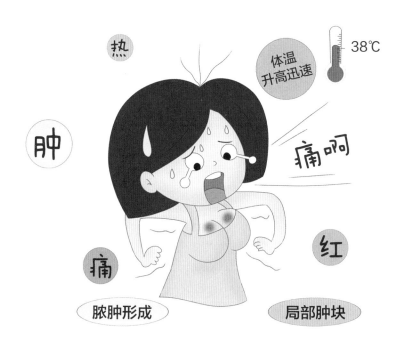

如何调理急性乳腺炎

矫正异常乳头。有乳头内陷的妈妈，可以牵拉乳头矫正，症状较重的应在怀孕前经过治疗矫正，预防乳腺炎。

热敷、吸吮、清洗。刚开始哺乳时，如果有乳房胀、乳腺管没有完全畅通的情况，可以做局部热敷，并让宝宝多吸吮，预防乳腺炎。一旦发热超过38.5℃，不建议热敷，会加重炎症的扩散。哺乳期间，应养成良好的哺乳习惯，如哺乳前后用温水清洗乳房。

及时排空乳房。妈妈得了乳腺炎后，要及时排空乳汁，否则会使乳腺炎进一步恶化。

保持宝宝的口腔卫生。注意宝宝口腔卫生，可剪下一小段医用纱布缠在右手食指上，蘸凉白开，帮宝宝来回擦牙。宝宝如果出现口腔感染，妈妈可将乳汁挤出后喂宝宝，防止乳房淤积和细菌感染。

有异常及时处理。乳头有破损或皲裂时要及时治疗，避免细菌经过破损口侵害乳腺管，引起急性乳腺炎。一旦发现乳房有红、肿、热、痛等异常变化，应及时就医，可以用中药如蒲公英外敷等方法进行疏肝通乳、清热解毒。

急性乳腺炎的饮食指导

1 饮食清淡，减少浓汤摄入，保证新鲜的蔬果摄入，可在菜肴内添加通草。

2 忌吃燥热、辛辣刺激性食物，如韭菜、辣椒、芥末、酒等。还要忌油腻食物，如肥肉、油条、麻花等。

急性乳腺炎还能喂奶吗

停止哺乳不但影响婴儿的喂养，还会加重乳汁淤积，因此一般不建议停止哺乳。鼓励使用健侧乳房继续哺乳，而停止患侧乳房哺乳。患侧可使用吸奶器将乳汁吸尽，并热敷、按摩。若感染严重、形成脓肿、脓肿破溃形成窦道，则应停止哺乳，并使用溴隐亭等药物使乳汁停止分泌。

患侧乳房经积极治疗后，若发热、乳房胀痛、局部皮肤红肿等症状消失，血常规恢复正常，乳腺彩超未见腺体内有积脓等表现，说明乳腺炎已治愈，可以继续哺乳。

这样按摩，改善急性乳腺炎

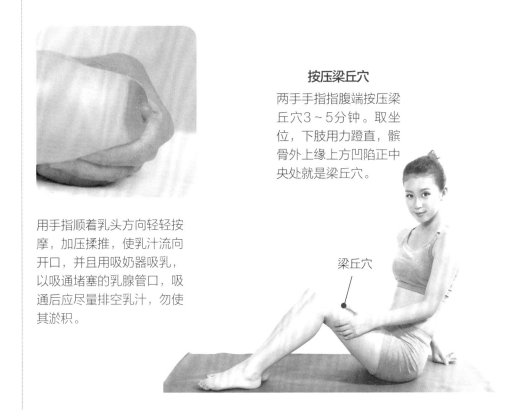

按压梁丘穴

两手手指指腹端按压梁丘穴3~5分钟。取坐位，下肢用力蹬直，髌骨外上缘上方凹陷正中央处就是梁丘穴。

用手指顺着乳头方向轻轻按摩，加压揉推，使乳汁流向开口，并且用吸奶器吸乳，以吸通堵塞的乳腺管口，吸通后应尽量排空乳汁，勿使其淤积。

梁丘穴

乳头皲裂

乳头皲裂的原因和表现

　　乳头发生大小不等的皮肤裂口称为乳头皲裂。有乳头皲裂的新妈妈在哺乳时疼痛难忍，裂口中分泌物干燥，结成黄色痂皮，因此会发生干燥性疼痛。乳头皲裂发生的原因有：分娩后未能掌握正确喂哺技巧，宝宝吸吮不正确，喂奶不当，时间过长，用肥皂、酒精等清洁乳头。

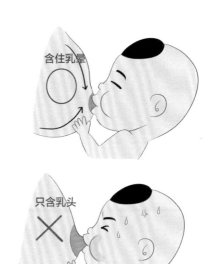

含住乳晕

只含乳头

乳头皲裂还能继续哺乳吗

　　轻微的乳头皲裂（没有裂口）是可以继续哺乳的。如果皲裂的程度较重（裂的口子大而且出血，疼痛感加重），应该暂停哺乳，但是可以将乳汁挤出，装进奶瓶喂食。

如何调理乳头皲裂

哺乳前先按摩乳房，按摩的同时挤出少量乳汁使乳晕变软。妈妈取舒适体位，用湿热毛巾敷乳房和乳晕3～5分钟。同时按摩乳房来刺激排乳反射，挤出一些乳汁，这样乳晕变软便于宝宝含吮。

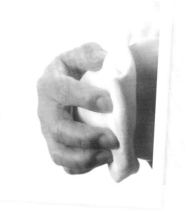

先用疼痛轻的一侧乳房哺乳，注意将乳头及2/3 的乳晕含在宝宝口中，还要注意变换宝宝的吃奶位置，以减轻吸吮对乳头的刺激，以防乳头皮肤皲裂加剧。

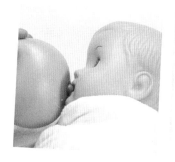

终止喂奶时，妈妈应用食指轻轻将宝宝下颌按压一下，宝宝会自动吐出乳头，千万不要强行将乳头拉出，这样会损伤乳头。

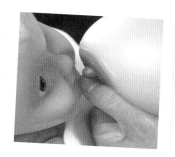

用乳汁滋润乳头。哺乳后，妈妈可挤出适量乳汁涂在乳头和乳晕上，不要着急穿衣服，先让乳头露在外面，直到乳头干燥。乳汁有抑菌的作用，且富含蛋白质，有利于乳头破损皮肤的愈合。

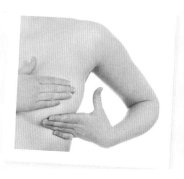

对已经皲裂的乳头，可以每日用羊脂膏或维生素E涂抹伤口处，促进伤口愈合。也可以先用温水清洗乳头，接着涂10%鱼肝油铋剂，或复方安息香酊，或用中药黄柏、白芷各等份研末后用芝麻油或蜂蜜调匀涂于患处。

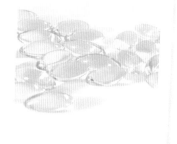

如果乳头皲裂加重，可暂时停止哺乳24小时，但可以将乳汁挤出，用奶瓶或小杯或小匙喂给宝宝。

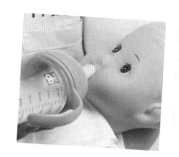

穿戴宽松的内衣和棉质胸罩，必要时放入乳头保护罩，以利于空气流通，促进乳头伤口愈合。

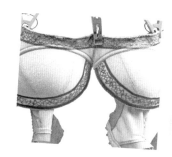

乳头保护罩的使用方法如下

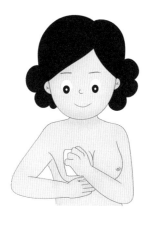

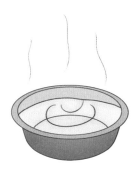

1 使用前先用温水清洗乳头及乳晕。

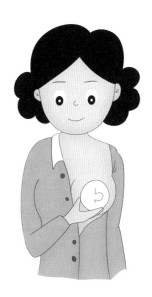

2 将乳头保护罩的一面置于乳头上，并与妈妈乳房帖服。

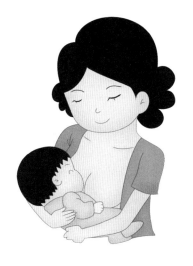

3 先用手指轻压保护罩四周，再给宝宝喂奶，能在一定程度上减轻疼痛。

乳头皲裂的饮食指导

 饮食宜清淡且富有营养，多吃清凉之品，如番茄、丝瓜、黄瓜、荸荠、海带、红豆汤、绿豆汤等。

 要适当搭配含植物蛋白质、维生素E、矿物质的食物，如花生、核桃、豆类等。

 不要吃过于刺激的辛辣食物，否则会加重疼痛。

金牌月嫂培训师支招

正确含乳 + 蛋黄油、香油或者芦荟胶、紫草膏 + 放松心情 = 乳头皲裂愈合剂

　　乳头皲裂真的是钻心的疼，但是新妈妈千万不要忍，乳头皲裂的大部分原因是宝宝的衔乳不当，纠正了衔乳，再涂抹一些蛋黄油（将煮熟的鸡蛋黄在热锅上炒一下，拿纱布包上，用力挤出的就是蛋黄油）、香油或者芦荟胶、紫草膏等，护理得当，伤口慢慢就会好转。乳头皲裂反复不好，也跟新妈妈的心情有很大的关系。总是着急，怕宝宝吃不饱，怕自己养不好，压力太大伤口也不容易愈合。放宽心，慢慢就好了！

马大夫
微访谈

妈妈发热了还能喂奶吗

关键搜索词 　发热　喂奶　用药

哺乳期发热是否能继续喂奶要看具体情况

1 中低热（即体温在37.5~38.9℃）是可以喂奶的，如需要服用药物，要在医生指导下服用。并且要在喂奶后再服用，避免乳汁中药物成分较高时喂奶，服药后4小时内不宜喂奶。

2 倘若高热（即体温超过39℃）则不宜喂奶，此时需及时去正规医院就医。为了避免影响乳汁的分泌，每天需要挤奶3次以上。

3 卧室需要经常消毒以避免病菌积聚，室内要多通风换气，不宜将宝宝久置于发热妈妈所在的房间，必要时可以将其转至其他房间避免感染。可将食醋与水按1:1煮沸，熏蒸房间4~6小时，门窗紧闭，即可对房间起到消毒的作用。

哺乳期发热的缓解办法

盐水漱口	饭后漱口时建议用盐水，最好稍微仰头使咽部也能得到清洁，早晚各一次，可以有效清除口腔内的细菌
热水泡脚	每天睡前用热水泡脚，水温以能够承受并且不会烫伤的最高温度为宜，坚持泡脚15分钟，泡脚时水面要超过脚背。若泡脚后双脚皮肤呈现发红状，效果才好
按摩鼻唇沟	掌心搓热后按揉鼻唇沟处，反复十几次。可以有效地对发热起到预防作用，并缓解发热后鼻子不通的症状

问：哺乳期出现发热，一定是急性乳腺炎吗？

马大夫答：急性乳腺炎除了发热，还应该有乳房胀痛、肿块、局部皮肤红肿且温度升高等表现。就医时，医生还会进行抽血化验，来帮助诊断是否为急性乳腺炎。当哺乳期出现发热时，只能说急性乳腺炎的可能性比较大，但也有可能是其他疾病，比如感冒等，产后 42 天内，还有可能是产褥感染等。所以不能把哺乳期的发热都当成急性乳腺炎来处理，应该及时去医院，请医生来诊断，进行针对性的治疗。

问：热敷乳房时，毛巾一会儿就凉了怎么办？

马大夫答：有些妈妈觉得每次用毛巾热敷时，毛巾一会儿就凉了，需要频繁更换毛巾，太麻烦了，就懒得敷了。这里教给妈妈一个好办法：用浸透热水的干净纸尿裤热敷乳房，因为纸尿裤吸水性好，表面还能保持干爽，保温效果也很好，而且有一定的弧度，能与乳房比较贴合，妈妈可以试一试。

问：宝宝发热时能喂母乳吗？

马大夫答：其实，发热是宝宝常见的不适之一。而母乳中含有较多的免疫物质，有利于提高宝宝免疫力，也可以预防宝宝发热。此外，母乳中还含有大量的水分和多种矿物质，可供给因发热而流失的水分和电解质，同时也供给了足够的热量。因此，宝宝发热时不仅可以正常母乳喂养，而且还要增加喂奶的次数，以使宝宝尽快康复。

产后恢复

养护乳房、子宫、骨盆，重塑最初的美好

防止乳房下垂，塑形是关键

为什么会乳房下垂

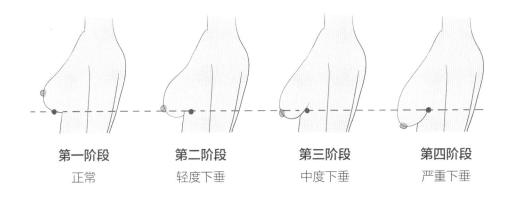

第一阶段	第二阶段	第三阶段	第四阶段
正常	轻度下垂	中度下垂	严重下垂

乳房由皮肤、乳腺和脂肪组织构成，在哺乳期内，乳房的腺体和结缔组织增生使乳房增大，哺乳期过后，腺体萎缩，乳房变小。

在哺乳期内，为了哺育婴儿，新妈妈的乳房积存大量乳汁，使乳房增大，乳房表面的皮肤被牵伸扩展，乳房的悬吊支撑结构的弹性也随之降低，导致乳房日后弹性降低、松弛下垂。

重力的作用，也会造成乳房的下垂。

控制好喂奶时间

有的妈妈为了哄宝宝，每次哺乳时间都很长，有的甚至让宝宝含着乳头睡觉。其实，这样对宝宝和妈妈都是不好的。宝宝的胃口小，多食也不利于消化。宝宝一直含着乳头，也容易使乳头皲裂、乳房下垂。

哺乳时间以15~20分钟为宜，不宜超过30分钟，每隔2~3小时喂一次，稍长的可隔4小时一次。如果晚上喂奶，次数要更少。

需要掌握的哺乳技巧

1 初次生育的女性要注意，哺乳时一定要左右两侧乳房交替着哺乳，如果只吸一侧的话，有可能导致两侧乳房大小不对称。

2 不能让宝宝只咬住乳头，这样极易感到疼痛，也容易导致乳头拉伤、乳房下垂。应让乳头位于宝宝口腔的深部，使其含住大部分乳晕。

3 哺乳结束后，不要强行将乳头从宝宝的口中拉出，可以将一根手指放到宝宝的下巴处，宝宝吸吮动作会一吸一松，当宝宝松动时，用指头轻压下巴，乳头会轻松拔出，不会过分牵拉乳房。

4 如果宝宝吃不完乳汁，就要将其挤出来，不然就会导致积乳，形成肿块。

5 穿宽松的哺乳内衣，有支托的作用。

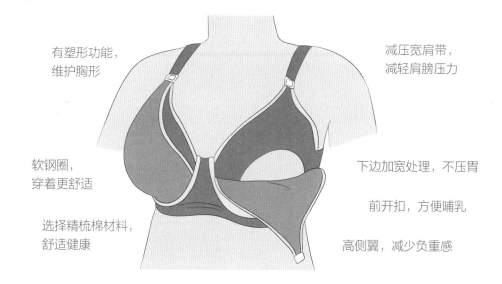

有塑形功能，
维护胸形

减压宽肩带，
减轻肩膀压力

软钢圈，
穿着更舒适

下边加宽处理，不压胃

前开扣，方便哺乳

选择精梳棉材料，
舒适健康

高侧翼，减少负重感

预防乳房下垂的按摩法

1 将双手放在两侧乳房的下方，将乳房托住，由下向上抬高乳房，保持30秒后放松，如此反复10次，长期坚持可预防乳房下垂。

2 张开手，将虎口放在乳房外侧，五指环握住乳房，然后手腕转动，向里轻夹乳房，再顺势往上抬至乳晕处松手。如此反复10次，可使乳房挺拔。

3 两手以乳头为中心，五指轻叩于乳房上，掌心要空出来，然后指腹用力慢慢下压，停2秒后回复。如此反复10次，可促进乳房气血循环。

简单瑜伽动作，让乳房美好如初

适当的产后瑜伽运动能够改善血液循环，恢复皮肤张力以及减少脂肪堆积。下面介绍的瑜伽动作可以提拉胸肌，从而达到防止乳房下垂、恢复乳房健康的目的。

半月式，扩胸增肌

工具： 一块瑜伽砖

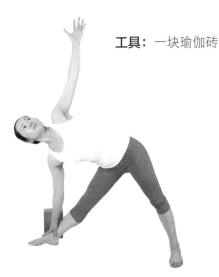

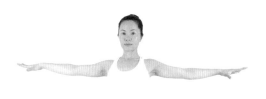

1 双脚较大幅度分开，站立，双臂伸直侧平举。

2 呼气，身体向右侧拉伸，右手放在脚踝处。如果触不到脚踝，可以放在小腿处。

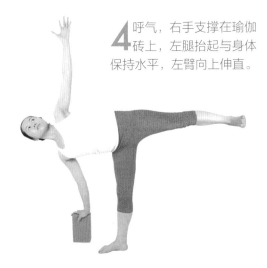

4 呼气，右手支撑在瑜伽砖上，左腿抬起与身体保持水平，左臂向上伸直。

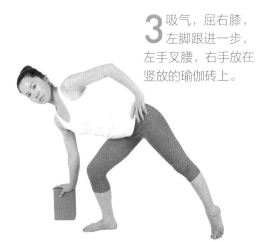

3 吸气，屈右膝，左脚跟进一步，左手叉腰，右手放在竖放的瑜伽砖上。

"8"字按摩法，使胸部坚挺

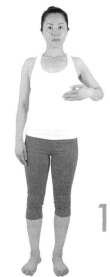

1 左手放在左胸外下侧。

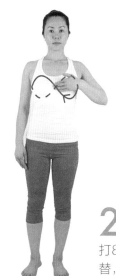

2 沿着胸部下方，向另一边乳房打8字扫去。左右交替，重复10次。

画圈按摩法，紧实胸部肌肉

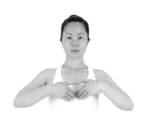

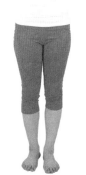

1 手背相对，置于双乳中间。

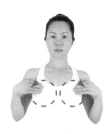

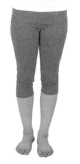

2 双手同时轻按乳房，向外扫并且打一个圈。每天1次，每次重复20次。

丰胸瑜伽操，让胸部弹性十足

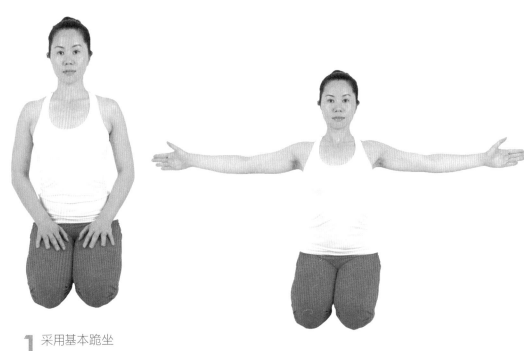

1 采用基本跪坐姿势，双手自然放在大腿上，保持脊背挺直。

2 吸气，同时双臂缓缓侧平举至与肩同高，掌心向前。

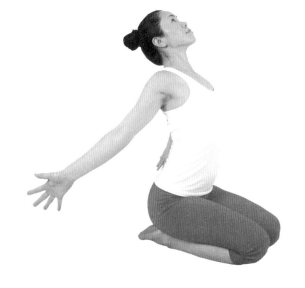

3 呼气，同时头颈尽量向后仰，手臂向后张开，扩胸。

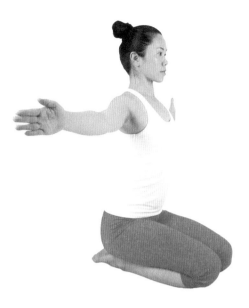

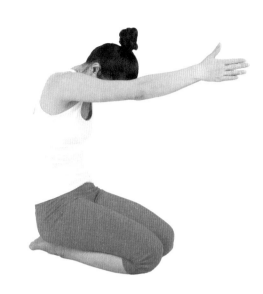

4 吸气，还原到步骤2。

5 呼气，同时头颈向前弯曲，双臂保持与地面平行并向前收拢，尽量向前伸直，背部自然成弧形。吸气，还原到步骤2。

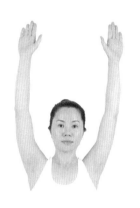

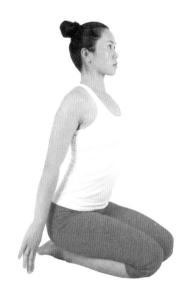

6 吸气，同时双臂从体前向上伸展，掌心向前。

7 呼气，同时双臂再从体前向下滑落，并向后方伸直，尽量做到最大限度。吸气，还原到步骤2，再慢慢均匀呼吸，恢复到步骤1。

了解子宫是如何复原的

子宫体的恢复

在胎盘娩出之后，子宫会立即收缩，在腹部用手可以摸到一个很硬并呈球形的子宫体，它的最高处和肚脐齐平。之后，子宫会进一步收缩，将瘀血不断挤压排出，子宫高度会每天下降1~2厘米，在产后10~14天内，子宫变小降入盆腔内。这时，在腹部就摸不到子宫底了。

子宫颈的恢复

分娩刚刚结束时，因充血、水肿，子宫颈会变得非常柔软，子宫颈壁也很薄，且多褶皱，7~10天之后才会恢复到原来的形状，同时子宫颈内口会关闭。一直到产后4周左右，子宫颈才会恢复到正常大小。

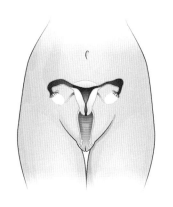

子宫在身体的最深处，骨盆的中央，上宽下窄，像一个倒放的鸭梨。

子宫内膜的恢复

分娩后，胎盘和胎膜与子宫壁分离，由母体排出体外。之后，子宫内膜的基底层会再长出一层新的子宫内膜。产后10天左右，除了胎盘附着面外，其他部分的子宫腔会全部被新生的内膜所覆盖。

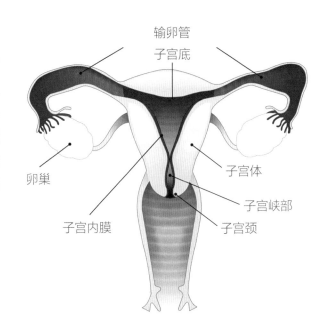

输卵管

子宫底

卵巢

子宫体

子宫内膜

子宫峡部

子宫颈

恶露——子宫复原的风向标

恶露是子宫复原的风向标，通过对恶露的排出量、色泽及气味的变化进行观察，可以判断子宫的复原情况。

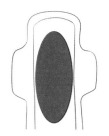

血性恶露（1~7天）

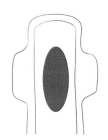

浆液性恶露（7~14天）

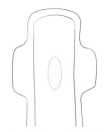

白色恶露（14天以后）

判断指标 **1**

排出量

判断指标 **2**

色泽

判断指标 **3**

气味

健康状态

排出的恶露呈现出一定的光泽，不污浊。剖宫产妈妈的恶露大概维持2周，而顺产妈妈在产后4周左右恶露也会基本干净。有的新妈妈则会持续较长时间，但通常不超过产后42天。

非健康状态

如果血性恶露很多，并且持续太久，说明子宫的恢复情况不佳。这时新妈妈应该向医生求助，最好是使用子宫收缩剂，促进子宫更好地收缩。

健康状态

产后的最初几天，排出的恶露是血性的，含有少量血液、宫腔黏液以及脱落的子宫内膜等。随着子宫的恢复，恶露的色泽从血红色逐渐变成淡粉色、淡黄色，最后变成稀薄的白色。

非健康状态

如果排出的恶露不是正常的血性或浆液性的，而是呈现出混浊、污秽的土褐色，新妈妈就应该注意。因为这有可能是胎盘残留导致的，应及时去医院，必要的时候需进行刮宫术，清除残留的胎盘组织。

健康状态

正常的恶露会散发出一股血腥味，但没有臭味。到了第7~10天，恶露就没有异味了。

非健康状态

如果恶露散发出腐臭味，并且量很大、色泽十分污浊，而且按压腹部的时候子宫有压痛，甚至还伴有发热的症状，那么应及时就医，可能是出现了宫腔内感染。

产后子宫恢复的
好时机和有效方法

生产结束，子宫需要 6 ~ 8 周来恢复

女性的子宫是一个非常强大而有韧性的器官，它从 50 克重、7 厘米长的小小个体，为了孕育新生命，而变成了重 1000 克、长 35 厘米的"庞然大物"。

但同时子宫也很脆弱，分娩后，它的体积立即变小了很多，要恢复至原本的面目，需要至少 6 ~ 8 周的时间。

对于产后新妈妈来说，只有让子宫恢复到最初良好的状态，身体才能真正健康无忧。

抓住产后 10 ~ 14 天促进子宫恢复

产后 10 ~ 14 天，子宫基本缩回盆腔；产后 7 ~ 10 天宫颈内口关闭，开始内部修复；产后 10 天左右，子宫腔基本被新生的内膜所覆盖。所以，这一时段也是子宫恢复的最佳时机。

子宫恢复也"偷懒"

正常来说，子宫恢复需要 6 ~ 8 周的时间，这需要妈妈精心照料。一旦妈妈产后对子宫照顾不周，子宫的恢复也可能会有"偷懒"现象，从而出现子宫收缩不良、迟迟不恢复、褐色出血持续不断（恶露不尽）等复旧不良。

当然，子宫恢复不好，并非它有意偷懒，实际是遭遇一些难对付的宿敌，如胎盘或胎膜残留于子宫腔内、子宫蜕膜脱落不全、合并子宫内膜炎或盆腔炎症、子宫过度后屈、合并子宫肌壁间肌瘤等，让它有些招架不住。

因此，妈妈产后一定要重视子宫的恢复，千万不可大意。

一定要
重点看

母乳喂养也是促进子宫恢复的好办法

子宫若想恢复到产前的大小，就需要更加有力的收缩，这种宫缩在哺乳时会尤其明显，因此，产后坚持母乳喂养也是促进子宫恢复的好办法。

这是因为女性的乳头和乳晕上有着丰富的感觉神经末梢，宝宝的吸吮通过刺激这些感觉神经末梢传入脑部的垂体后叶，促进催产素的合成并释放至血液中，从而反过来促进子宫肌肉的收缩，进而加速子宫的恢复。

产后24小时内做子宫按摩加速收缩

新妈妈生产完，在肚脐周围可以触摸到圆形的子宫，可以在小腹部轻轻地做顺时针按摩，通过按摩对穴位的刺激，间接增强子宫肌肉的兴奋性，不仅可促进宫缩，也会促进恶露的排出。

此外，产后如果对骶尾部（尾椎）进行按摩，也可促进盆腔肌肉的收缩，增强筋膜张力，有助于子宫恢复。

子宫变硬表示收缩情况良好，所以，顺产妈妈在产后24小时内应随时按摩。剖宫产妈妈也需要做子宫按摩，但由于腹部有手术创口，按摩需要专业人员帮忙。

摄入必需脂肪酸帮助子宫收缩

必需脂肪酸对产后新妈妈特别重要，它可以帮助身体调节激素水平、减少炎症的发生，还可以促进子宫收缩，帮助子宫恢复到原来大小。

ω-3脂肪酸是典型的必需脂肪酸，海鱼中含量丰富，如带鱼、黄鱼、鳕鱼等，因此建议每周吃2次海鱼。但要注意，妈妈伤口愈合不良时，不宜过早吃海鱼。

此外，香油也是必需脂肪酸的食物来源，还有润肠通便、催乳的作用，所以特别适合产后新妈妈食用。

老祖宗留下的修复子宫的鹿胎膏

鹿胎膏具有补气养血、温经散寒、通络等功能，能很好地修复受损子宫，增强免疫力，促进性激素正常分泌，帮助产后身体恢复。另外，它还经常用来治疗妇科病，如女性内分泌失调、月经不调、气血不足、宫寒不孕、虚寒崩漏等，都可以食用鹿胎膏辅助调理。但应注意，孕妇、月经过多者、感冒发热者不宜服用，过敏性体质者慎用。

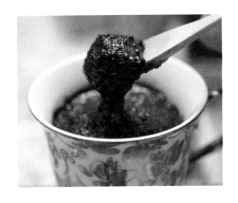

鹿胎性温，味甘、咸，是补精血、益肾阳、滋补调养、延缓衰老的佳品。

补气血的食物有利于子宫恢复

多食补气血的食物有利于妈妈产后子宫的恢复，包括红糖、小米、红枣、鸡蛋、芝麻等传统的产后滋补品。此外，排骨汤、牛肉汤、栗子鸡汤、阿胶瘦肉汤、枸杞鲫鱼汤、花生当归猪蹄汤等也有利于产后补气血。

中药足浴熏洗与按摩，促进子宫恢复

人体的脚部不仅有很重要的穴位，同时也有身体各大器官的反射区。因此，用足浴按摩等方式，对脚部进行刺激，也有助于促进子宫恢复。

具体做法：可在医生指导下适当使用益母草、当归等药材煎汁浸泡双脚，然后通过按摩脚底、脚后跟等位置，对足部的穴位经络进行刺激，促进全身血液循环，从而恢复脏器的正常功能。

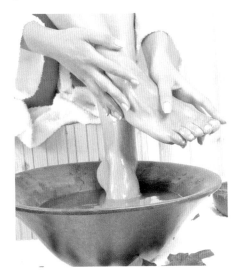

凯格尔运动，帮助骨盆迅速复位

1 平躺，双膝弯曲。收缩臀部的肌肉向上提肛。紧闭尿道、阴道及肛门，想象用阴道吸某样东西，从阴道入口开始上提，再逐渐沿阴道上升，坚持3秒。重复10次为一组，每日3组以上，逐渐增加到25次为一组。

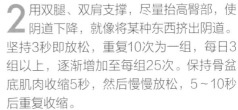

2 用双腿、双肩支撑，尽量抬高臀部，使阴道下降，就像将某种东西挤出阴道。坚持3秒即放松，重复10次为一组，每日3组以上，逐渐增加至每组25次。保持骨盆底肌肉收缩5秒，然后慢慢放松，5～10秒后重复收缩。

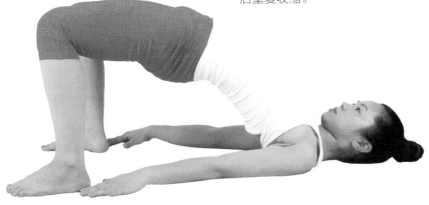

拯救骨盆，让打开的骨盆收紧

分娩让骨盆弹性组织变松弛

怀孕时，体内激素使骨盆的韧带、肌肉等弹性组织部分松弛；分娩时，为了让胎儿顺利通过，骨盆关节往往会因用力猛烈进一步分开，甚至可能造成关节、韧带、肌肉的损伤，更容易造成关节部位的扭转、牵拉等，导致骨盆变形。产后2周左右，因分娩而松弛的骨盆弹力组织将开始慢慢恢复。

现代女性劳动量减少，交通工具发达，步行时间也越来越少，这导致女性韧带及骨盆周围的肌肉不发达，也在很大程度上导致女性怀孕后骨盆更容易变得过分松弛。女性产后对骨盆的放任不理以及缺少运动，再加上生活中的一些不良习惯，都会导致骨盆变大、身材走样。

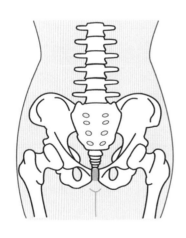

正常骨盆状态：
骨盆的下端是夹起来的
大腿骨向下、向内收
底盆面积狭小
臀部紧实

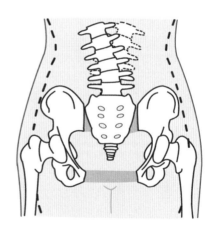

产后骨盆状态：
骨盆下端有明显的距离
大腿骨几乎平行
底盆面积被扩大
臀部变大

骨盆走样，破坏身材美，也是疾病诱因

女性产后骨盆出现松弛、歪斜，是破坏身体的整体曲线、影响身材美的罪魁祸首。因为产后子宫和下垂的内脏掉入张开的骨盆内，易导致下腹部凸出，出现臀部和腰腹部及下半身的自然肥胖。同时，骨盆走样也会引起臀部下垂，脂肪在下垂的臀部堆积，久而久之，就形成了大屁股。

骨盆走样，不仅破坏身材，同时也易引起下面一系列问题：

1 尿道、肛门、阴道收不紧，出现漏尿。

2 产后腰痛、臀部疼痛、便秘等症状。

3 骨盆不及时收紧，耻骨联合分离、耻骨疼痛（特别是初产妇）等症状，严重者甚至无法行走。

4 可能会出现经常复发的肩酸、步行困难，内脏和子宫下垂、子宫脱位、小便失禁等。

5 严重的骨盆松弛还容易引起产后大出血。因为骨盆一旦松弛，就会发生错位，骶骨的边缘会陷入骨盆的内侧，划破子宫颈口，子宫动脉一起被划伤的情况下就会引起大出血。

自我检查一下：你的骨盆倾斜吗

- 站立时，身体前倾，出现腰痛。
- 坐在椅子上不自觉地把腿盘起。
- 走路时，膝盖外屈，容易绊倒。
- 伴有疲惫、失眠、食欲缺乏等症状。
- 对镜观察自己的腰部以下，两边是否有不对称的情形，比如大腿关节是否突出，双脚是过于内八或外八，两边臀部是否不一样大。
- 用手摸摸自己的腰部后方下面两侧，是不是过于厚硬，两边的腰是否一前一后或一高一低。
- 测量膝盖到地板的距离，右侧高于左侧时，就表示右侧骨盆朝右上歪斜，反之则朝左上歪斜。

4 招让你的骨盆快速恢复

抓住骨盆底修复的最佳时机

在分娩结束后，骨盆底肌肉并不会立刻恢复到孕前的状态，骨盆底肌、子宫和膀胱会持续下垂一段时间。一般来说，骨盆底肌、子宫、宫颈、内膜全部都恢复到孕前状态要到产后 42 天左右，但要恢复到能拎重物的程度应在产后 8 ～ 12 周。

一般认为，产后骨盆修复的最佳时间是在产后 42 天开始，产后一年内效果最佳。需要注意的是，一旦妈妈出现身体状况不佳、进行伸展运动时感到疼痛，以及睡眠不足或空腹时，要谨慎进行骨盆修复运动。

剖宫产也要进行骨盆修复

有些妈妈认为，自然分娩才会造成骨盆松弛，而剖宫产因为没有骨盆被迫张开的过程，所以就不需要进行骨盆修复了。这种观念是错误的，其实剖宫产同样会面临盆底肌肉功能削弱的问题。十月怀胎，盆底肌肉在长达 10 个月的时间内一直处于超负荷状态，较高的激素水平也导致盆底肌肉薄弱，所以，即使是剖宫产妈妈也不可忽视骨盆修复。

修复骨盆可借助骨盆矫正带

骨盆矫正带，又称骨盆带，是一种利用物理方法矫正骨盆的方法，主要用于产后骨盆的恢复，双菱形骨盆矫正带是现今国际产科医生比较推荐的一款，对产后妈妈骨盆快速恢复、保持身材极有帮助。使用骨盆矫正带要坚持，不要三天打鱼两天晒网。尤其是做产后运动时，最好及时佩戴骨盆带矫正骨盆。新妈妈要注意，每天使用骨盆矫正带的时间不宜过长，一般 8 小时左右即可，夜间睡觉时最好不要使用。

端正骨盆，加强骨质要先行

钙直接关系骨骼的健康，新妈妈在产后的骨盆恢复阶段要注重补钙，以促进骨盆恢复。

奶及奶制品补钙效果一流。牛奶中的钙在人体的吸收利用率极高，是人体补钙的最佳来源，其他食物难以比拟。

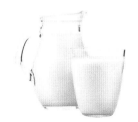

豆类、绿叶菜、坚果等也含有较多的钙，可根据自己的情况选择。

补钙的同时补充一定量的维生素D，能帮助钙的吸收。
推荐食物有蘑菇、海产品、鸡蛋等。
同时加强户外活动，多晒太阳以促进维生素D的合成。

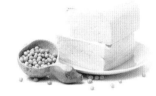

马大夫贴心话

有的绿叶菜应先焯水

绿叶菜的钙含量多在每100克50～180毫克，如小油菜、小白菜、芹菜等不但含钙，还含有大量的钾、镁，可减少钙的流失。但要注意，有的绿叶菜含较多草酸，应焯水后烹调食用，以免影响钙吸收。绿叶菜中的维生素K是骨钙素的形成要素。

金牌月嫂培训师支招

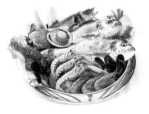

虾皮补钙要注意去盐

虾皮含钙量很高，每100克中约含1000毫克钙，吃25克虾皮可以获得约250毫克钙。但是虾皮太咸，无意间容易摄入过多的盐，吃之前可以用温水泡2小时以上，再多次清洗后加入醋食用，以减少盐的摄入，加醋还有利于钙的溶出。

日常小动作矫正骨盆

坐姿小动作

坐姿，双脚脚掌紧贴相对，双手握住脚尖，将脚跟尽量拉向会阴处，感觉大腿根部在用力。背部挺直，慢慢俯身，尽量让上半身压平在脚上，保持30秒。可以锻炼盆底肌的弹性，促进骨盆恢复。

坐姿时还可以这样做，双脚打开，右腿伸直，左腿弯曲让左脚跟尽量靠近会阴部。右手抓住右脚大脚趾，左手向后放在身体腰部，身体慢慢往右侧弯曲，达到最大限度后保持20秒。然后换腿重复动作，左右交替各重复5～10次即可。

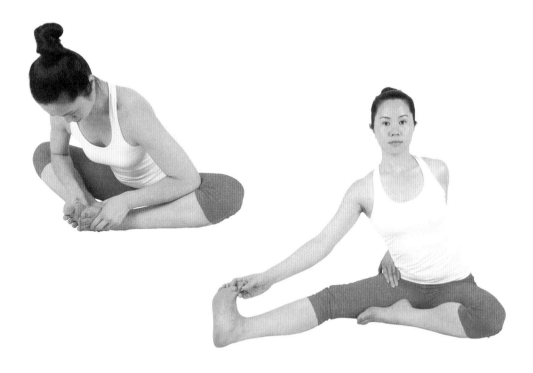

新妈妈一开始做这个动作时，身体弯曲的幅度可以小一些，不要勉强。

站姿小动作

站姿，身体挺直，双手放在骨盆上。将骨盆轮流往右侧及左侧外推，像钟摆一样左右晃动，不要太用力，慢慢重复 5 ～ 10 次即可。

做这个动作，要尽量保持上半身挺直不动，将注意力放在骨盆上，感觉整个骨盆确实在左右移动。可以帮助骨盆回正，放松紧绷的髋关节。

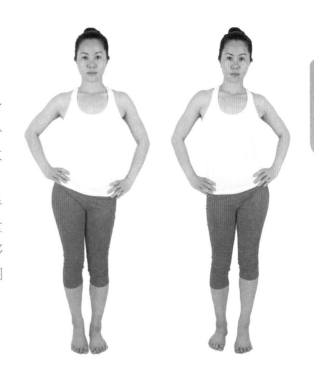

蹲起小动作

1 站姿，双脚分开略比肩宽，双手十指相交放于脑后，双腿挺直，吸气时背部向上伸展。

2 呼气，同时屈膝下蹲，尽量蹲至大腿与地面平行的位置。

3 吸气，同时双脚跶起，蹬地向上站起来。重复练习。可以正骨盆、瘦臀腹。

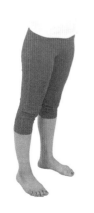
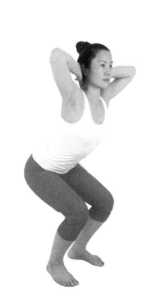
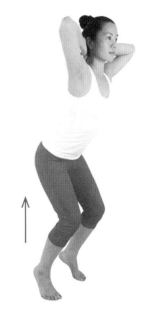

瑜伽球矫正骨盆操

　　此套动作可以锻炼骨盆和盆底肌，促进骨盆底肌弹性的恢复。要注意，在做第1组动作时，为了安全起见，可以在瑜伽球底部围一圈薄毯，以防瑜伽球乱跑。

第1组

坐在瑜伽球上，双腿分开比肩宽，双脚踩地，双臂水平伸展。然后，身体上下用力让瑜伽球上下弹跳，重复动作30次。

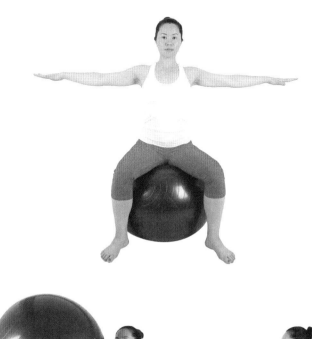

第2组

站姿，双腿分开略比肩宽，也可以双腿略屈膝，同时上半身保持挺直。双手持瑜伽球向前平举于胸前，慢慢向左转到最大限度后保持15秒，然后慢慢向右转到最大限度后保持15秒，还原到向前平举保持15秒，放下休息10秒再重复动作。左右交替各进行5~10次。

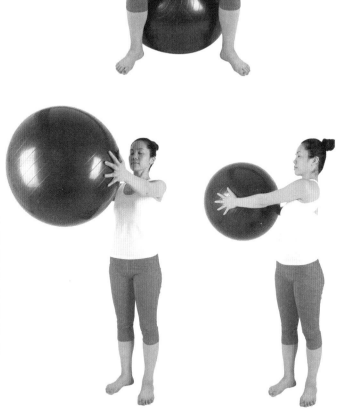

第3组

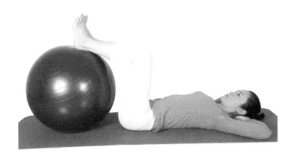

1 仰卧，双手枕在脑后，双腿放在瑜伽球上，调整呼吸。

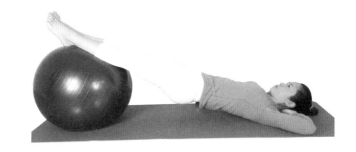

2 吸气，同时臀部抬起，保持5秒。呼气，放松。

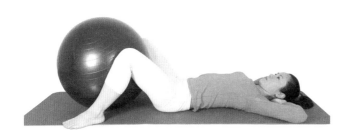

3 双腿分开，用膝盖夹紧瑜伽球，且收缩肛门，重复10次。

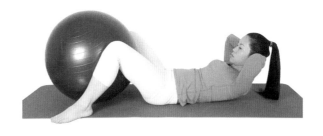

4 上身抬起，保持5秒，再放松平躺。

如何应对乳腺增生

关键搜索词　乳腺增生　内衣　调理

乳腺增生的原因和调理

乳腺增生是最常见的慢性乳腺疾病，与内分泌紊乱有关，主要表现为乳房胀痛和刺痛。只要是良性的乳腺增生，可以通过母乳喂养、情绪调节及饮食调理加以改善，但也有一些情况需要住院治疗。预防乳腺增生，哺乳妈妈要重点关注饮食、情绪、内衣选择。

饮食

控制高热量食物的摄入，特别是油炸及激素含量高的食物，如炸薯片、炸鸡、油条等。

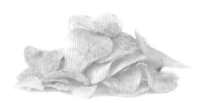

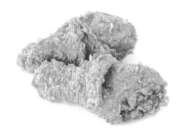

情绪

保持平和的心态，减少焦虑。偶尔的心情不好是可以允许的，但别让这种情绪长时间持续下去，否则会对身体不利。此外，良好的睡眠必不可少，也能帮助缓和紧张的情绪。

内衣

不要穿紧身的文胸，选择松紧合适的棉质文胸，能保持乳房的血液循环顺畅。

按揉膈腧穴

膈腧穴位于背部，在第七胸椎棘突下，左右旁开 2 指处，压上去感觉很闷很痛。

每次按揉 3 分钟，每天 1 次，对肝气郁结、气血瘀滞导致的乳腺增生有益。

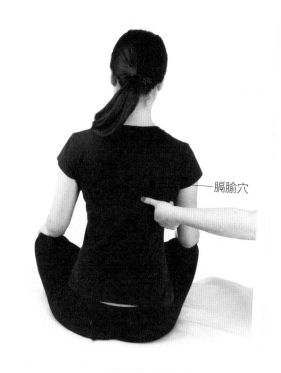

膈腧穴

按揉太冲穴

太冲穴位于脚背上，第一、二趾趾骨连接的部位。用手指沿着足大趾、次趾的夹缝慢慢向上按压，感觉到动脉搏动的地方，就是太冲穴。由于这个穴位比较深，一定要用力按。

每次按压 3 分钟，每天按压 1 次，对于消气解郁、预防乳腺增生有很好的效果。

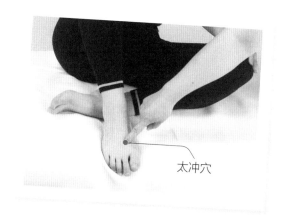

太冲穴

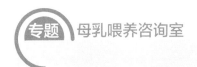

问：产后没几天，我就出现了乳晕痒、乳头湿疹的情况，怎么办？

马大夫答：乳头湿疹是哺乳妈妈常见的一种过敏性皮疹，乳头、乳晕、乳腺皮肤都可能会出现，会让妈妈感到非常痒，但是又不宜抓挠。此时可以将蒲公英、金银花、黄柏各10克煮水清洗乳房，连洗3天。或将西瓜霜含片碾成粉用香油调成糊外涂，安全，无不良反应，效果也不错。另外，日常饮食少吃腥发食物，如海鲜、火锅、羊肉等，多吃水果，多晒被子。

问：喝红糖水能帮助恶露排出，能一直喝吗？

马大夫答：红糖水可以帮助新妈妈补充碳水化合物，还能促进恶露的排出和子宫的修复等。但红糖水也不是喝得越多越好，产后10天就不要再喝红糖水了，否则会导致恶露增多，引起慢性失血性贫血，进而影响子宫恢复和新妈妈的身体健康。

问：产后如何科学运动？

马大夫答：坐月子期的运动方式可以采用月子操。月子操应根据新妈妈的分娩情况、身体状况循序渐进地进行。顺产的新妈妈一般在产后第2天就可以开始，每1~2天增加1个动作，每个动作做8~16次。6周后可选择新的锻炼方式。产后6周开始可进行有氧运动如散步、慢跑等。一般从每天15分钟逐渐增加至45分钟，每周坚持3~5次，形成规律。对于剖宫产新妈妈，应根据自己的身体状况（如是否贫血、伤口恢复情况），缓慢增加有氧运动及力量训练。

问：我是会阴侧切，请问什么时候可以运动？能做什么运动呢？

马大夫答：侧切妈妈的会阴缝合部位大概2周会完全愈合，愈合慢的，需要1个月左右才能完全恢复。愈合前切忌用力，如提重物、下蹲等，不宜运动，避免性生活。愈合后可以按照书中介绍的常规产后瘦身运动进行瘦身。

附录 产后瘦身快快快

左右摇摆塑造 S 曲线

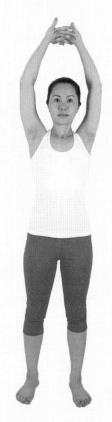

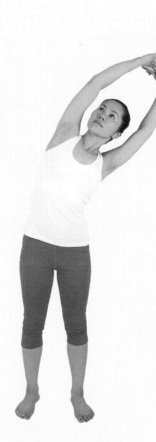

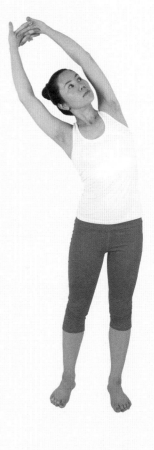

1 双脚分开与肩同宽站立，双腿收紧上提，吸气时将双臂从身体两侧向上抬起，在头顶处十指交叉，翻转让掌心向上。

2 呼气，身体向左侧伸展，感受到拉伸右侧腰，保持20秒。吸气，回到正中。

3 呼气，身体向右侧伸展，感受到拉伸左侧腰，保持20秒。吸气，回到正中。

屈膝卷腹，练出平坦小腹

可以在睡前或者在床上躺着休息的时候做几组屈膝卷腹的动作，虽然动作看起来很简单，但是长期坚持可以有效地锻炼腹部肌肉，练出平坦小腹。

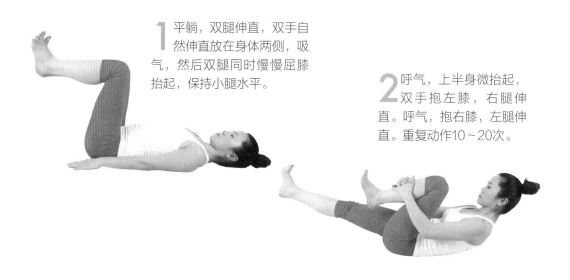

1 平躺，双腿伸直，双手自然伸直放在身体两侧，吸气，然后双腿同时慢慢屈膝抬起，保持小腿水平。

2 呼气，上半身微抬起，双手抱左膝，右腿伸直。呼气，抱右膝，左腿伸直。重复动作10~20次。

平躺侧弯腰摸脚跟，紧致腰部线条

用腰腹肌肉的力量拉动上半身抬起，使手能触摸到同侧脚后跟，有助于重塑腰腹肌肉，紧致腰部线条。

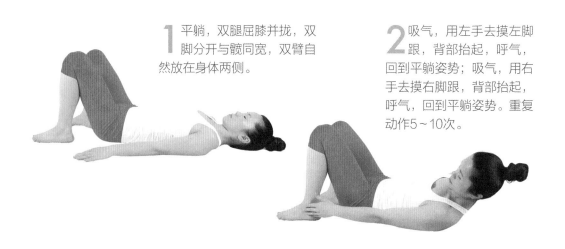

1 平躺，双腿屈膝并拢，双脚分开与髋同宽，双臂自然放在身体两侧。

2 吸气，用左手去摸左脚跟，背部抬起，呼气，回到平躺姿势；吸气，用右手去摸右脚跟，背部抬起，呼气，回到平躺姿势。重复动作5~10次。

踮踮脚，瘦小腿

踮脚非常符合肌肉锻炼的节奏，平时站着的时候踮踮脚后跟，有助于拉伸小腿肌肉，塑造修长小腿。

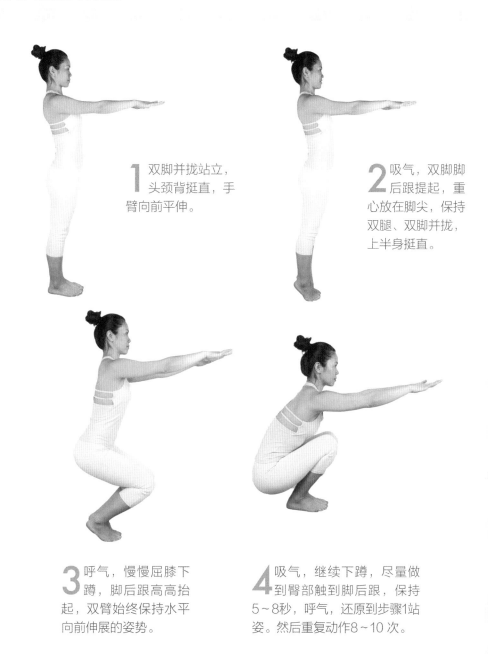

1 双脚并拢站立，头颈背挺直，手臂向前平伸。

2 吸气，双脚脚后跟提起，重心放在脚尖，保持双腿、双脚并拢，上半身挺直。

3 呼气，慢慢屈膝下蹲，脚后跟高高抬起，双臂始终保持水平向前伸展的姿势。

4 吸气，继续下蹲，尽量做到臀部触到脚后跟，保持5～8秒，呼气，还原到步骤1站姿。然后重复动作8～10次。

虎式瑜伽，让臀部翘起来

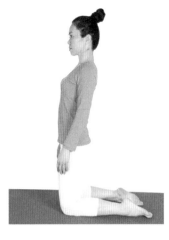

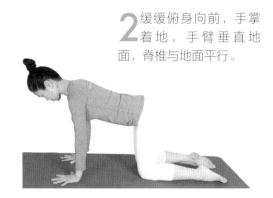

2 缓缓俯身向前，手掌着地，手臂垂直地面，脊椎与地面平行。

1 双膝跪地，打开与肩同宽，让小腿和脚面尽量贴近地面。上身直立，大腿与小腿呈90度。

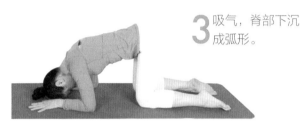

3 吸气，脊部下沉成弧形。

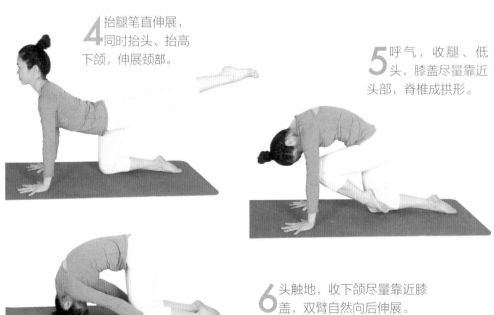

4 抬腿笔直伸展，同时抬头、抬高下颌，伸展颈部。

5 呼气，收腿、低头，膝盖尽量靠近头部，脊椎成拱形。

6 头触地，收下颌尽量靠近膝盖，双臂自然向后伸展。